JN002152

#モデルがこっそり作っている

魔法の楽やせ
レンチンスープ

野菜ソムリエプロ **Atsushi**

宝島社

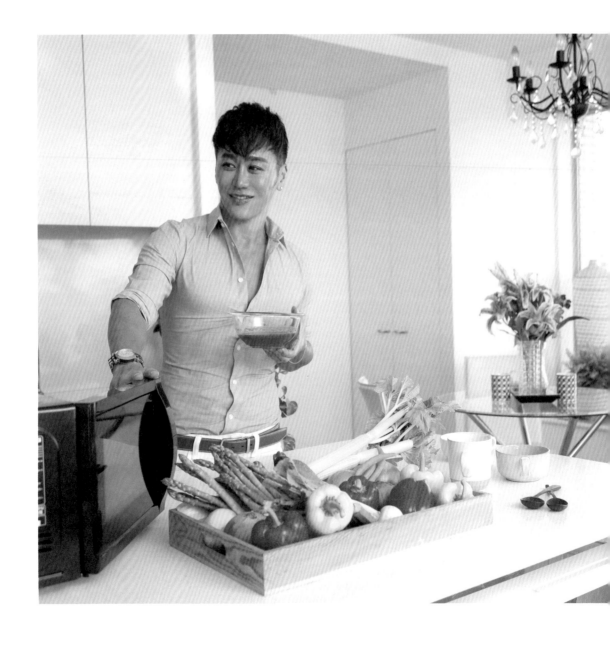

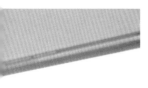

Introduction

やせたいけれどなかなかやせられない、食事制限がつらい、忙しくて料理が面倒、栄養はきちんととってキレイにやせたい……そんなダイエットの悩みがあるすべての皆さまへ。

究極に簡単で時短のダイエットレンチンスープ本です！ 食材の準備に1、2分くらい、あとは電子レンジでチンすれば、すぐに温かくておいしい具だくさんなスープが出来上がります。
高タンパクで低糖質、そして食物繊維がたっぷりな、たくさん食べてもギルトフリーなダイエットスープ。炒めなくても、しっかりとうま味とコクが出るようにこだわりました。

もうダイエットでガマンしたくない！ しっかりと栄養をとって、健康的にお腹も満足、が続けられる秘訣です。温かいスープはココロが和みます。そして栄養もしっかりととれるのでカラダが整います。

CONTENTS

PART 1　かつおだしのレンチンスープ

PART 2　こんぶだしのレンチンスープ

PART 3　鶏だしのレンチンスープ

PART 4　コンソメだしのレンチンスープ

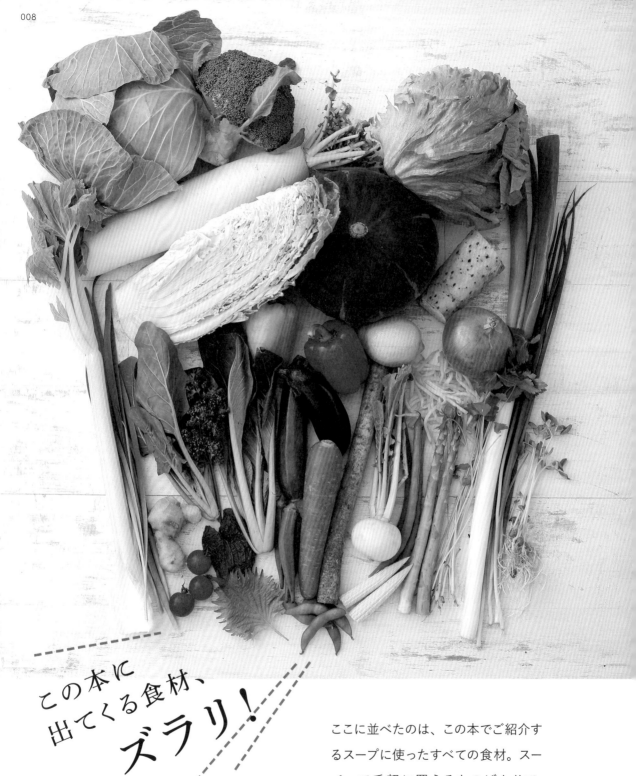

この本に
出てくる食材、
ズラリ！

ここに並べたのは、この本でご紹介す
るスープに使ったすべての食材。スー
パーで手軽に買えるものばかりで、

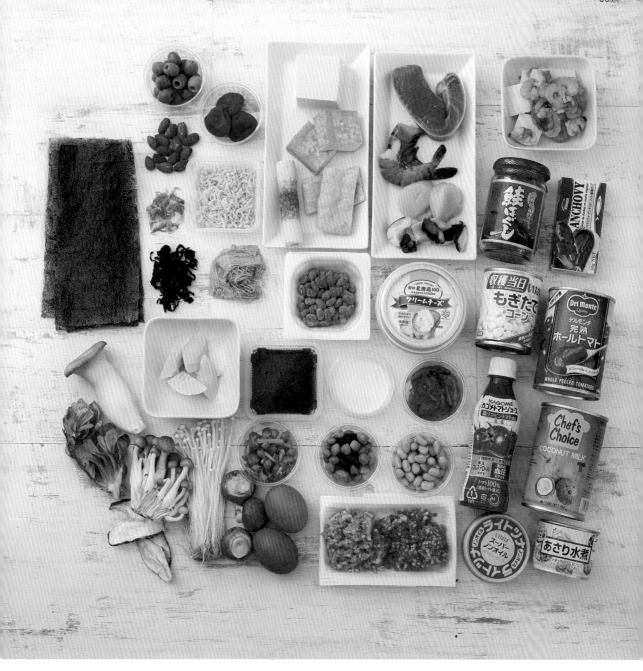

たったこれだけで、さまざまな味わいの、驚くほどおいしいスープが、レンチンで作れ
るのです。野菜やきのこ類、海藻類、豆類、肉や魚介類や乳製品、発酵食品、缶詰
など、低糖質で栄養たっぷりの食材で、楽やせをサポートしてくれます。

Atsushiの
レンチンスープはココが スゴイ！

POINT. *1*

タンパク質×食物繊維でやせ力アップ

糖質が多い食品をとると血糖値が急上昇してインスリンが多く分泌され、体脂肪に変わりやすくなりますが、Atsushiのレンチンスープでは、低糖質の食材を中心に使っています。また、代謝を上げるのに必要なタンパク質食材も必ず加え、食物繊維が多い食材も多く使っているので、血糖値の急激な上昇が抑えられ、やせやすい体に。

POINT. *2*

4つのだしの素を使うから
簡単ラクラク！

今回のAtsushiスープは、「かつおだし」「こんぶだし」「鶏だし」「コンソメ」の4種類をベースにして作りました。これらのだしの素にたんぱく質と野菜をおいしくかけ合わせているから驚くほどコクとうま味たっぷりのスープに仕上がります。これが準備1〜2分、レンチン4〜6分で仕上がるのに絶品に仕上がる秘訣なのです。

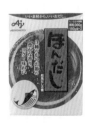
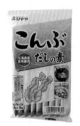
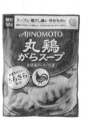
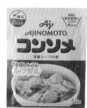

POINT. *3*

3大うま味成分の
かけ合わせで
炒めていないのに絶品

食材のうま味成分には、肉類や魚類に多い「**イノシン酸**」、こんぶや野菜に多い「**グルタミン酸**」、干ししいたけなどに含まれる「**グアニル酸**」があり、2種類以上をかけ合わせるとおいしさが倍増します。今回のスープは、だしや食材のかけ合わせにこだわったため、炒めていないのにうま味たっぷりでコクがあり、どれも絶品です。

うま味成分 その1

イノシン酸

かつおだし ／ 鶏ガラスープ ／ コンソメスープ ／ 豚肉 ／ 鶏肉 ／ 鮭 ／ えび ／ ツナ ／ ほたて ／ ミックスシーフード ／ しらす ／ 干し桜えび ／ ちくわ etc.

×

うま味成分 その2

グルタミン酸

こんぶだし ／ 鶏ガラスープ ／ ナンプラー ／ オイスターソース ／ とろろ昆布 ／ パルメザンチーズ ／ クリームチーズ ／ アンチョビ ／ 海苔 ／ 卵 ／ しょうゆ ／ 味噌 ／ キムチ ／ 納豆 ／ にんにく ／ あさり ／ ミックスビーンズ ／ ミニトマト ／ 玉ねぎ ／ 長ねぎ ／ 青ねぎ ／ ごぼう ／ しめじ ／ マッシュルーム ／ ブロッコリー ／ アスパラガス ／ コーン ／ セロリ etc.

うまみ成分 その3

グアニル酸

干ししいたけ ／ 加熱したえのきだけ ／ なめこ ／ ドライトマト ／ 鶏ガラスープ etc.

POINT. *4*

切って、混ぜて、チンするだけ。超簡単な3ステップ

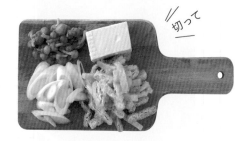

切って

STEP ① 材料を切る

↓

STEP ② 調味料と水分を入れ、かき混ぜる

↓

STEP ③ ふんわりとラップをかけてチン

完成！

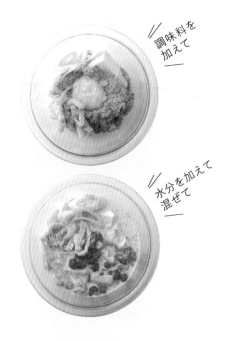

調味料を加えて

水分を加えて混ぜて

Atsushiのレンチンスープは、材料を切って、調味料と水分を加えて混ぜて、ふんわりとラップをかけてレンジでチンするだけの超簡単な3ステップで作ることができます。作る手間をより短くするため、極力野菜もみじん切りでなく薄切りにしたり、肉も切る手間いらずのひき肉を多用したり、チューブのしょうがとにんにくを使うなど、作り方でも "時短" の工夫をしています。忙しいときでもパパッと作れるのが魅力。

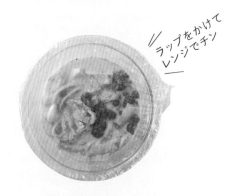

ラップをかけてレンジでチン

POINT. *5*

うま味を引き出すために厳選された調味料を使用

Atsushiのレンチンスープで使っている調味料は、最少に絞りました。これらを使い分けているだけなのに豊かな味わいが出る理由は、実はうま味成分が多い調味料ばかりを厳選して使ってるから。たとえばナンプラーや味噌にはグルタミン酸が豊富。これがベースのだしや食材のうま味とかけ合わされることで、深い味わいが生まれるのです。

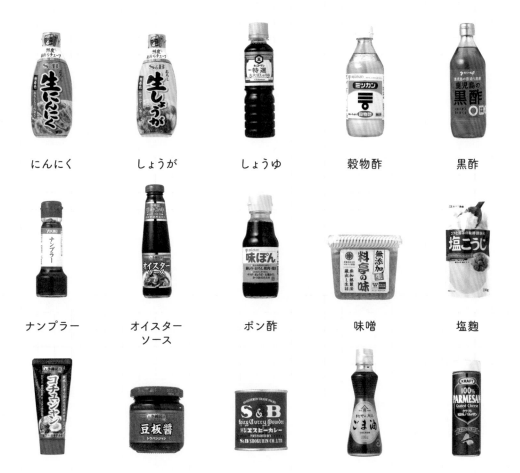

| にんにく | しょうが | しょうゆ | 穀物酢 | 黒酢 |

| ナンプラー | オイスターソース | ポン酢 | 味噌 | 塩麹 |

| コチュジャン | 豆板醤 | カレー粉 | ごま油 | パルメザンチーズ |

本書のトリセツ

1. スープは4つのだし別に分かれています

毎日飲んでしっかり効果を感じてほしいので、飽きがこないように、うま味たっぷりの4種類のスープを用意しました。冷蔵庫の食材をチェックして、巻末のインデックスを参考に作ってみるのも◎。

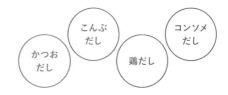

かつお
だし

こんぶ
だし

鶏だし

コンソメ
だし

---

2. 食べたいスープから
自由な組み合わせで作ってOK

どのだしのスープから食べても大丈夫。まずは自分好みのスープから作ってみて。材料を切って、耐熱容器に入れて、水分を加えたらラップをしてチンするだけだから1食ごとに作っても手間なしで超簡単！

3. まずは夕食をスープに
置き替えがオススメ

やはりもっとも効果が出やすいのは、夕食をスープに置き替えるプラン。スープだけだと消化も早いので、夜もぐっすり眠れて美肌・美腸効果もたっぷりでいいことづくし。慣れてきたら朝・晩をスープにしたり、短期集中を狙いたいなら3食スープを3日間続けるなど、無理のない範囲で身体と相談しながら楽しんでみてください。

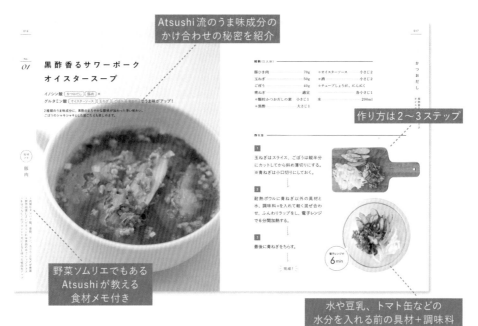

Atsushi流のうま味成分の
かけ合わせの秘密を紹介

作り方は2〜3ステップ

野菜ソムリエでもある
Atsushiが教える
食材メモ付き

水や豆乳、トマト缶などの
水分を入れる前の具材＋調味料

注意事項

●材料表に記した分量は、小さじ1＝5ml（cc）、大さじ1＝15ml（cc）。
●この本で使用している電子レンジは500wです。
　お持ちのものが違う場合、600wなら0.95倍、700wなら0.85倍、800wなら0.75倍にしてください。
●電子レンジの加熱時間は目安です。同じワット数でもメーカーや機種によって異なる場合がありますので、
　様子を見ながら調整してください。
●スープの水分が足りなければ適度に水を足してください。
●突沸、爆発、やけどには十分注意してください。

PART

かつおだしのレンチンスープ

イノシン酸が多いかつおだしを使ったレンチン
スープ14品をご紹介。グルタミン酸やグアニル
酸が多い食材や調味料を組み合わせているので
うま味が倍増し、どれもおいしさ満点！

黒酢香るサワーポーク
オイスタースープ

イノシン酸 かつおだし 豚肉 ×
グルタミン酸 オイスターソース 玉ねぎ ごぼう 青ねぎ でうま味がアップ！

2種類のうま味成分に、黒酢のまろやかな酸味が加わった深い味わい。
ごぼうのシャキシャキとした歯ごたえも楽しめます。

食材
メモ

豚肉

・良質なタンパク質、亜鉛、リン、カリウムなどが豊富
・疲労回復によいビタミンB_1は食品の中でトップクラス
・B_1はにんにくのアリシンと共にとると体への吸収率アップ

材料（1人分）

豚ひき肉 ················· 70g	＊オイスターソース ········ 小さじ2
玉ねぎ ··················· 50g	＊酒 ····················· 小さじ2
ごぼう ··················· 40g	＊チューブしょうが、にんにく
青ねぎ ·················· 適宜	························ 各小さじ1
＊顆粒かつおだしの素 ··· 小さじ1	水 ····················· 200ml
＊黒酢 ················· 大さじ1	

作り方

1

玉ねぎはスライス、ごぼうは縦半分
にカットしてから斜め薄切りにする。
※青ねぎは小口切りにしておく。

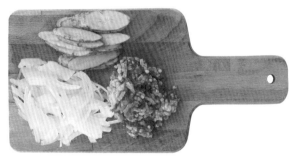

↓

2

耐熱ボウルに青ねぎ以外の具材と
水、調味料＊を入れて軽く混ぜ合わ
せ、ふんわりラップをし、電子レンジ
で6分間加熱する。

↓

3

最後に青ねぎをちらす。

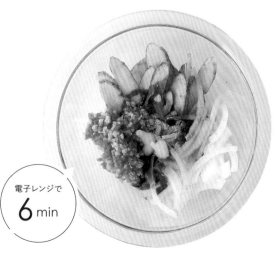

電子レンジで
6 min

↓

完成！

えびとブロッコリーの
ジンジャースープ

イノシン酸 かつおだし えび ×
グルタミン酸 ナンプラー ブロッコリー 長ねぎ でうま味がアップ！

えびの豊かなうま味と、しょうがのさわやかさがベストマッチ。
えび、しょうが、長ねぎは体を温める効果もあり、冷え予防にも。

食材
メモ

ブロッコリー

・蕾部分より、茎のほうが栄養価が高いので丸ごと！
・たっぷりの食物繊維で便秘を改善
・ビタミンCが豊富で、美肌、疲労回復、風邪予防に

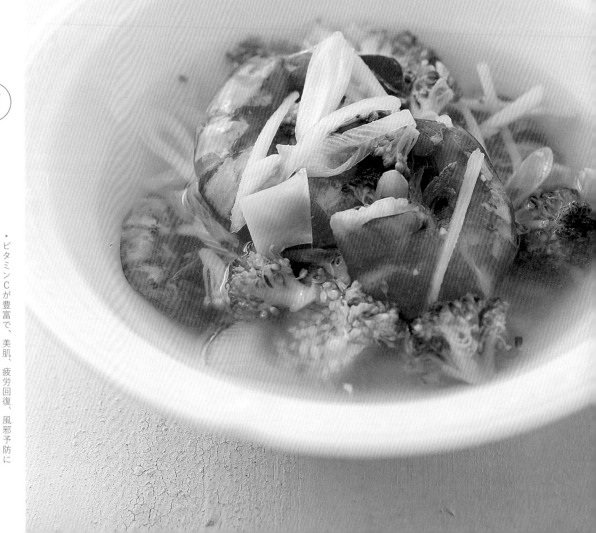

材料（1人分）

えび ……………………… 4尾	＊ナンプラー ……………… 小さじ2
ブロッコリー ……………… 40g	＊酒 ……………………… 小さじ2
長ねぎ …………………… 30g	＊チューブにんにく ……… 小さじ1
しょうが ………………… 10g	＊ごま油 …………………… 少々
＊顆粒かつおだしの素 … 小さじ1	水 ……………………… 200ml

作り方

1

えびは背わたを取り、ブロッコリー
は粗みじん切り、長ねぎは斜め薄切
り、しょうがはせん切りにする。

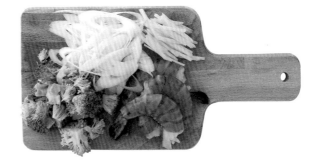

2

耐熱ボウルに具材と水、調味料＊を入
れて軽く混ぜ合わせ、ふんわりラップ
をし、電子レンジで6分間加熱する。

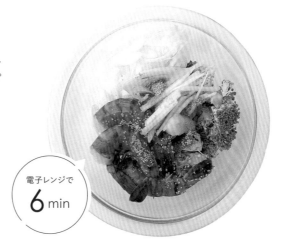

電子レンジで
6 min

完成！

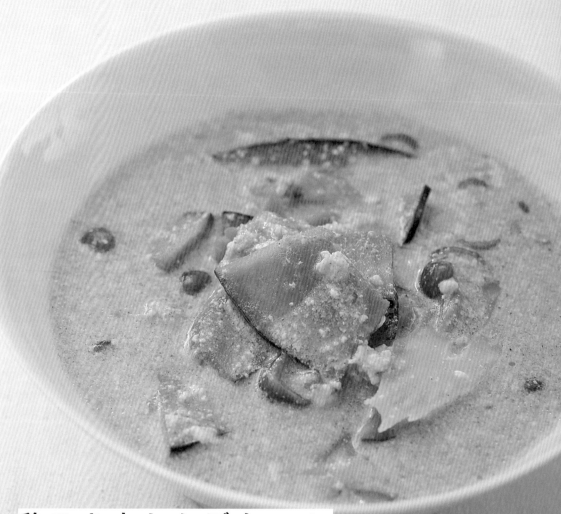

食材
メモ

鶏肉

・消化吸収のよい良質のタンパク質が豊富
・肌にハリ、弾力、ツヤを与えるコラーゲンも含有
・メチオニンも含まれ、肝機能アップをサポート

鶏ひき肉とかぼちゃの
豆乳カレースープ

イノシン酸 かつおだし 鶏肉 ×
グルタミン酸 ナンプラー セロリ ×
グアニル酸 なめこ でうま味がアップ！

かぼちゃや豆乳の自然な甘みを感じる、マイルドな味わいのカレースープ。
豆乳は大豆イソフラボンも豊富で女性の強い味方。

材料（1人分）━━━━━━━━━━━

鶏ひき肉	70g	＊ナンプラー	小さじ2
かぼちゃ	70g	＊酒	小さじ2
セロリ	50g	＊チューブにんにく	小さじ1
なめこ	40g	豆乳	150ml
＊顆粒かつおだしの素	小さじ1	水	50ml
＊カレー粉	小さじ2		

かつおだし　鶏ひき肉とかぼちゃの豆乳カレースープ

作り方 ━━━━━━━━━━━

1

かぼちゃは薄切りに、セロリはスライスする。

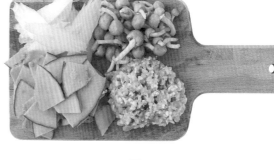

2

耐熱ボウルに具材と豆乳、水、調味料＊を入れて軽く混ぜ合わせ、ふんわりラップをし、電子レンジで6分間加熱する。

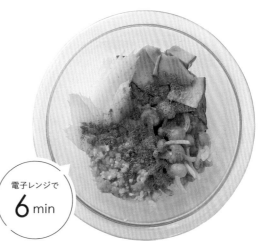

電子レンジで
6min

- 完成！ -

No.
04

ミックスシーフードと
セロリのスープ

イノシン酸 かつおだし　ミックスシーフード　干し桜えび ×
グルタミン酸 しょうゆ　セロリ　長ねぎ ×
グアニル酸 なめこ でうま味がアップ！

高タンパク＆低脂肪のシーフードがたっぷりとれる、
かつおだしがさわやかに香る和風テイストのスープ。

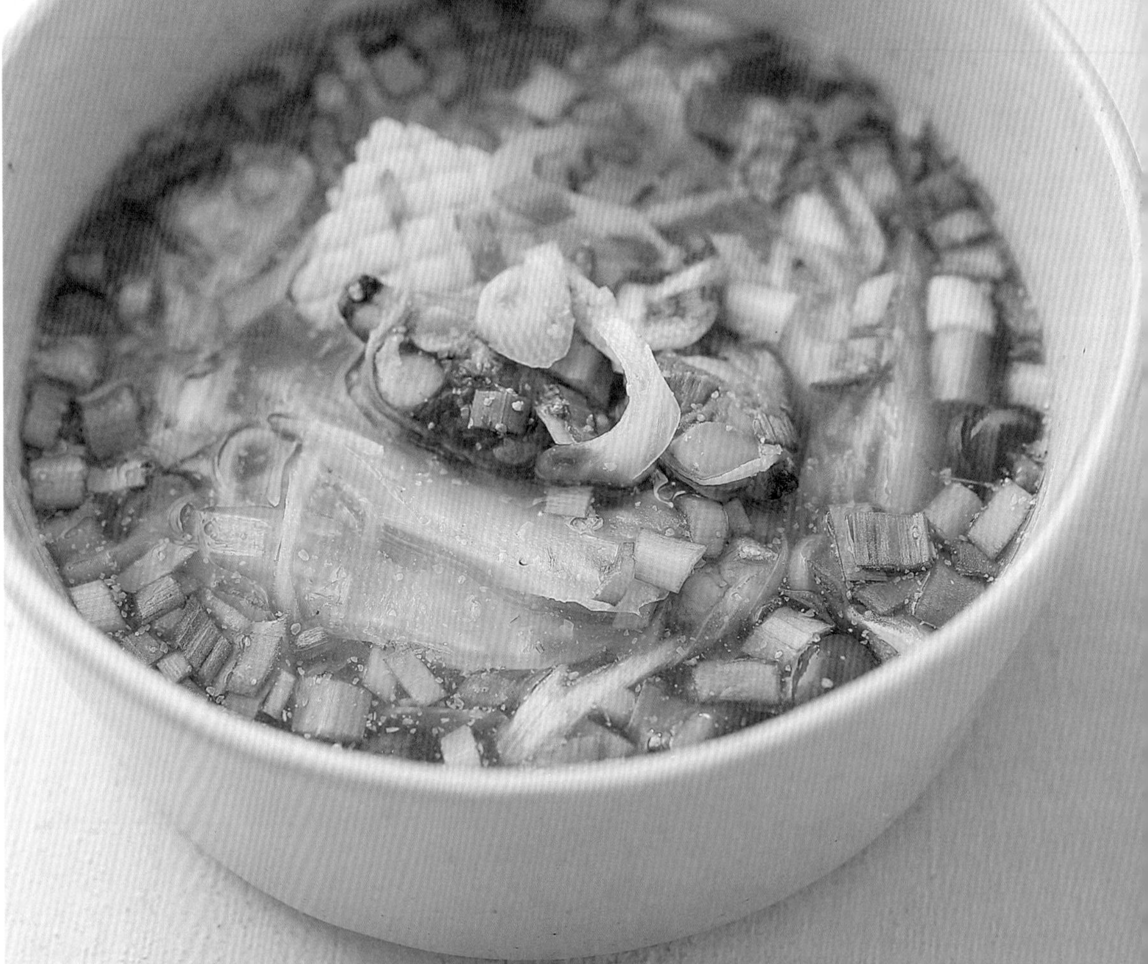

食材
メモ

干し桜えび

・強力な抗酸化作用のあるアスタキサンチンが豊富
・高タンパクで低脂肪
・オメガ3系脂肪酸のDHAとEPAで血液サラサラに

かつおだし

ミックスシーフードと
セロリのスープ

材料（1人分）

ミックスシーフード	70g	＊酢	大さじ1
セロリ	40g	＊しょうゆ	小さじ2
長ねぎ	30g	＊酒	小さじ2
なめこ	30g	＊チューブしょうが、にんにく	
干し桜えび	大さじ1		各小さじ1
にら	10g	水	200ml
＊顆粒かつおだしの素	小さじ1		

作り方

1

セロリ、長ねぎは薄切りにする。
※にらは小口切りにしておく。

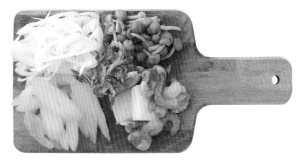

2

耐熱ボウルににら以外の具材と水、
調味料＊を入れて軽く混ぜ合わせ、
ふんわりラップをし、電子レンジで
6分間加熱する。

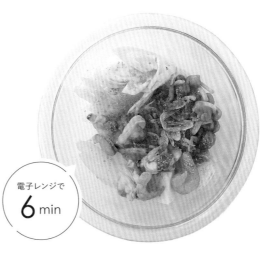

3

最後ににらをちらす。

電子レンジで
6 min

完成！

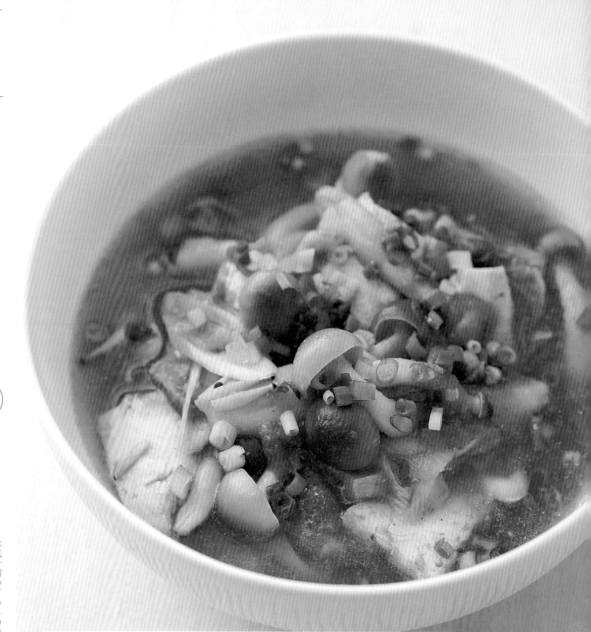

食材
メモ

厚揚げ

・タンパク質は木綿豆腐の約5倍！
・鉄分、カルシウムなどのミネラルが豊富
・水気を切っているので、豆腐より栄養価が高い

厚揚げととろろ昆布のスープ

イノシン酸 （かつおだし）×

グルタミン酸 （味噌）（とろろ昆布）（しめじ）（長ねぎ）（青ねぎ）でうま味がアップ！

とろろ昆布のとろみとうま味が魅力のスープ。
食物繊維が豊富な食材ばかりなので、腸内環境が整い、美腸をサポート。

材料（1人分）━━━━━━━━━━━━━

厚揚げ	70g	＊コチュジャン	小さじ2
とろろ昆布	3g	＊味噌	小さじ1
しめじ	40g	＊酒	小さじ2
長ねぎ	30g	＊チューブしょうが、にんにく	
青ねぎ	適宜		各小さじ1
＊顆粒かつおだしの素	小さじ1	水	200ml

作り方 ━━━━━━━━━━━━━

1

厚揚げは薄切り、しめじは石づきを
取る。長ねぎは斜めに薄切りする。
※青ねぎは小口切りにしておく。

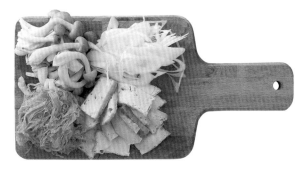

2

耐熱ボウルに青ねぎ以外の具材と水、
調味料＊を入れて軽く混ぜ合わせ、と
ろろ昆布はちぎって入れ、ふんわりラッ
プをし、電子レンジで4分間加熱する。

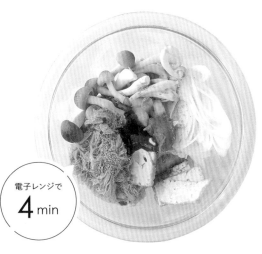

3

最後に青ねぎをちらす。

電子レンジで
4 min

┊ 完成！ ┊

厚揚げときのこの
カレースープ

イノシン酸 かつおだし ×
グルタミン酸 ナンプラー マッシュルーム しめじ でうま味がアップ!

かつおだしがベースの和風カレースープ。食物繊維が多い、
厚揚げやきのこをたっぷり使い、これひと皿で大満足!

食材
メモ

しめじ

・低カロリーで食物繊維が豊富
・カリウム、鉄分、亜鉛などミネラルが豊富
・新陳代謝を促し、美肌に導くオルニチンも含有

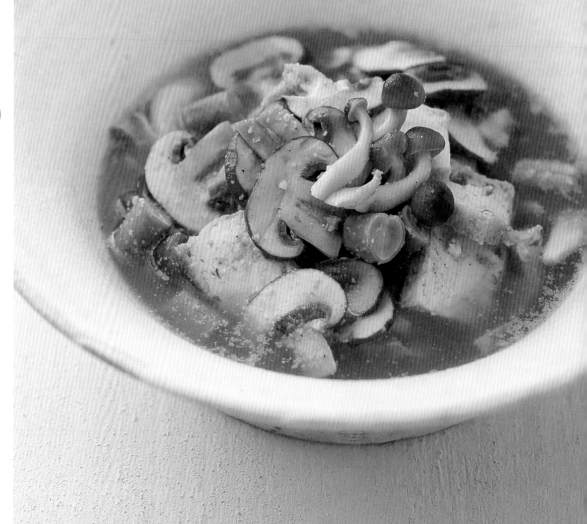

材料（1人分）———

厚揚げ	70g	＊ナンプラー	小さじ2
マッシュルーム	3個	＊白すりごま	大さじ1
しめじ	40g	＊酒	小さじ2
いんげん	30g	＊チューブしょうが、にんにく	
＊顆粒かつおだしの素	小さじ1		各小さじ1
＊カレー粉	小さじ2	水	200ml

作り方 ———

 1

厚揚げとマッシュルームは薄切り、しめじは石づきを取り、いんげんは1cm長さにカットする。

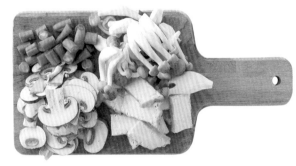

2

耐熱ボウルに具材と水、調味料＊を入れて軽く混ぜ合わせ、ふんわりラップをし、電子レンジで4分間加熱する。

電子レンジで
4 min

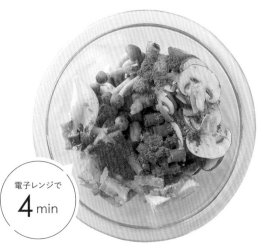

 完成！

No.
07

食材
メモ

ちくわ

・高タンパクで低脂質
・必須アミノ酸をバランスよく含む
・血液をサラサラにするDHAとEPAも含有

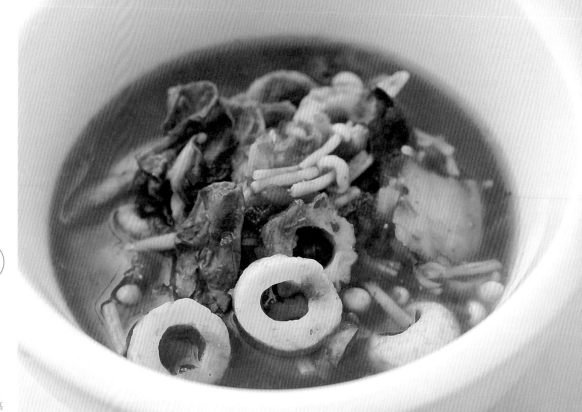

ちくわとキムチの
ピリ辛スープ

イノシン酸 かつおだし ちくわ ×

グルタミン酸 味噌 キムチ 海苔 ×

グアニル酸 えのきだけ でうま味がアップ!

キムチやコチュジャンの酸味＆辛味が、味噌を加えることで
ほどよくマイルドに。体が芯から温まり、冷え対策にも◎。

材料（1人分）

ちくわ	2本（50g）	＊コチュジャン	小さじ1
白菜キムチ	70g	＊味噌	小さじ1
えのきだけ	30g	＊酒	小さじ2
ほうれん草	20g	＊チューブしょうが、にんにく	
焼き海苔	1枚		各小さじ1
＊顆粒かつおだしの素	小さじ1	水	200ml

作り方

 1

ちくわは輪切り、えのきだけは石づきを取り1cmくらいにカットする。ほうれん草は食べやすい大きさに切る。海苔はちぎる。

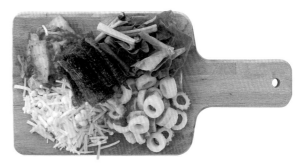

2

耐熱ボウルに具材と水、調味料＊を入れて軽く混ぜ合わせ、海苔を入れ、ふんわりラップをし、電子レンジで5分間加熱する。

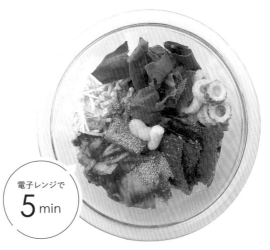

電子レンジで
5 min

 完成！

ちくわとセロリの
エスニックスープ

イノシン酸 かつおだし ちくわ ×

グルタミン酸 ナンプラー セロリ ミニトマト アスパラガス でうま味がアップ！

ミニトマトの酸味と、ナンプラーのコクが絶妙にマッチした、
さっぱりとさわやかな味わいのスープ。疲れたときにもおすすめ。

食材
メモ

アスパラガス

・疲労を回復するアスパラギン酸が豊富
・アスパラギン酸は新陳代謝を促進する効果も
・抗酸化作用のあるルチンも多く、アンチエイジングにも

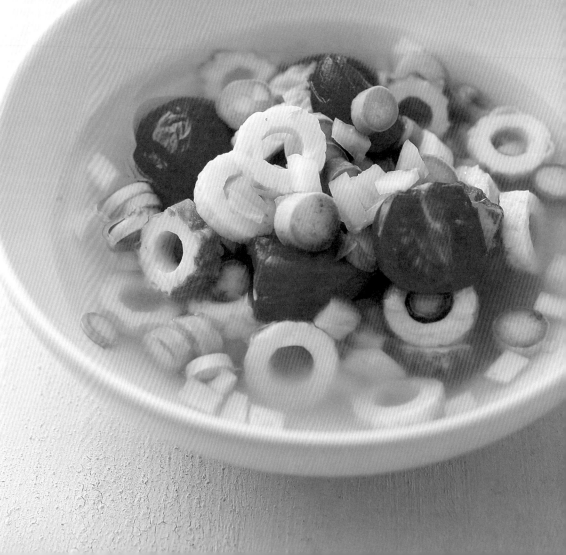

材料（1人分）

ちくわ	2本（50g）	＊酢	大さじ1
セロリ	40g	＊酒	小さじ2
ミニトマト	4個	＊チューブしょうが、にんにく	
アスパラガス	2本		各小さじ1
＊顆粒かつおだしの素	小さじ1	水	200ml
＊ナンプラー	小さじ2		

か
つ
お
だ
し

ち
く
わ
と
セ
ロ
リ
の
エ
ス
ニ
ッ
ク
ス
ー
プ

作り方

1

ちくわは輪切りに、セロリは粗みじん切り、ミニトマトは半分に、アスパラガスは輪切りにする。

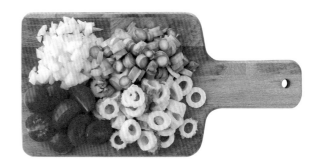

2

耐熱ボウルに具材と水、調味料＊を入れて軽く混ぜ合わせ、ふんわりラップをし、電子レンジで5分間加熱する。

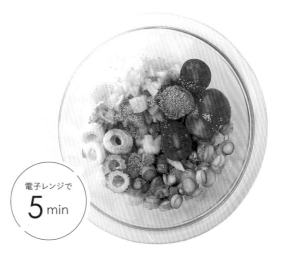

電子レンジで
5min

完成！

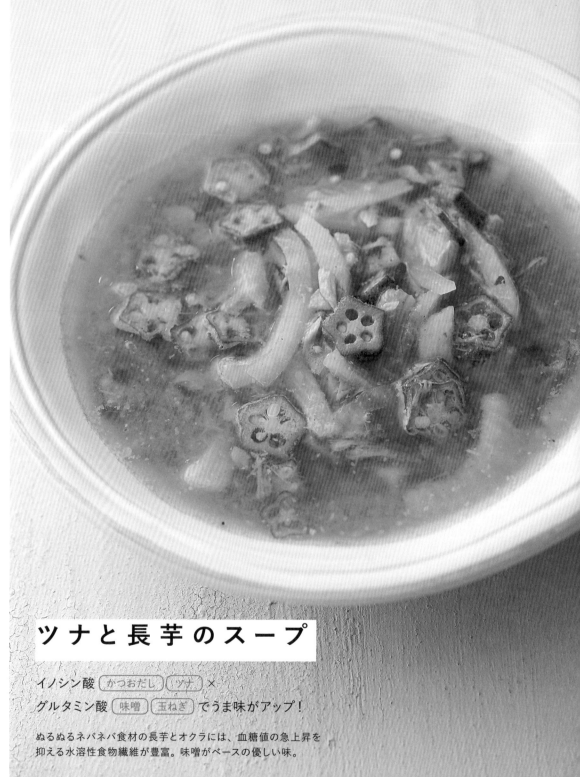

食材
メモ

ツナ

・高タンパクで低糖質
・DHAとEPAが豊富で血液サラサラに
・中性脂肪を減らすリノール酸も含有

ツナと長芋のスープ

イノシン酸 かつおだし ツナ ×
グルタミン酸 味噌 玉ねぎ でうま味がアップ！

ぬるぬるネバネバ食材の長芋とオクラには、血糖値の急上昇を
抑える水溶性食物繊維が豊富。味噌がベースの優しい味。

材料（1人分）

ツナ缶（ノンオイル・汁ごと）
……………………………………………… 1缶
長芋 ………………………………… 50g
玉ねぎ …………………………… 50g
オクラ ……………………………… 3本
＊顆粒かつおだしの素 … 小さじ1
＊味噌 ………………………… 小さじ2

＊豆板醤 …………………… 小さじ1
＊白すりごま …………………… 大さじ1
＊酒 ………………………………… 小さじ2
＊チューブしょうが、にんにく
…………………………………… 各小さじ1
水 ……………………………… 200ml

かつおだし　ツナと長芋のスープ

作り方

1

長芋は細切り、玉ねぎは薄切り、オクラは輪切りにする。

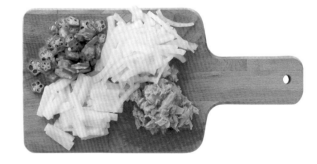

2

耐熱ボウルに具材と水、調味料＊を入れて軽く混ぜ合わせ、ふんわりラップをし、電子レンジで4分間加熱する。

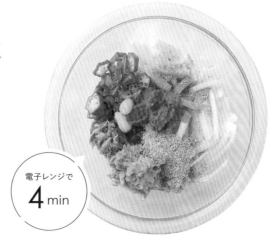

電子レンジで
4 min

完成！

No.
10

食材
メモ

梅干し

・疲労を回復するクエン酸が豊富
・抗酸化成分の梅リグナンでアンチエイジング
・カルシウム、鉄分、亜鉛などミネラルも含有

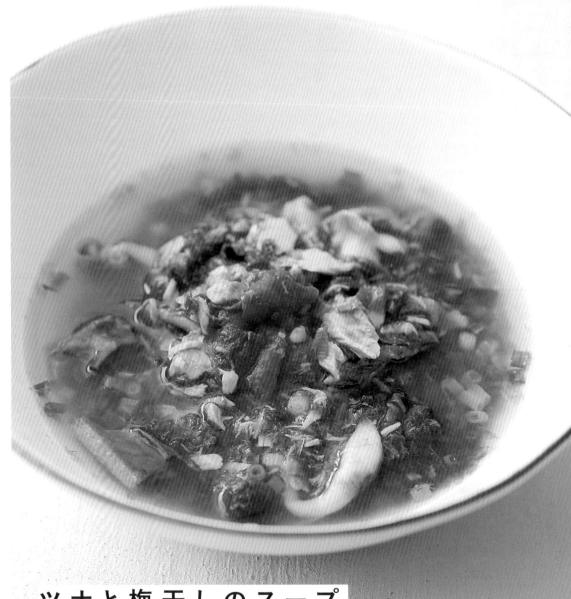

ツナと梅干しのスープ

イノシン酸 かつおだし ツナ ×
グルタミン酸 ナンプラー しめじ 青ねぎ 海苔 でうま味がアップ!

梅干しと海苔が香る、お茶漬け風味のスープ。
あっさり味で、食べ過ぎが続いたときなどにもぴったり。

材料（1人分）———————————

ツナ缶（ノンオイル・汁ごと）
————————————— 1缶
ほうれん草 ————————— 40g
しめじ ————————————— 40g
梅干し（大） —————————— 1個
青ねぎ ————————————— 20g
焼き海苔 —————————— 1枚

＊顆粒かつおだしの素 ⋯ 小さじ1
＊ナンプラー ——————— 小さじ2
＊酒 ———————————— 小さじ2
＊チューブしょうが、にんにく
————————————— 各小さじ1
水 —————————————— 200ml

かつおだし　ツナと梅干しのスープ

作り方 ———————————————————

ほうれん草はザク切りし、しめじは
石づきを取り、梅干しは種を取って
潰し、青ねぎは小口切りにする。海
苔はちぎる。

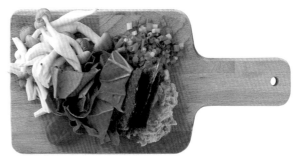

2

耐熱ボウルに具材と水、調味料＊を
入れて軽く混ぜ合わせ、海苔を入
れ、ふんわりラップをし、電子レン
ジで4分間加熱する。

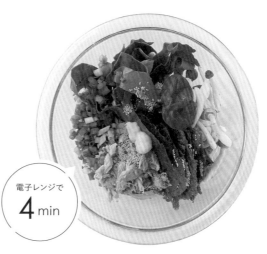

電子レンジで
4min

完成！

油揚げときのこのスープ

イノシン酸 [かつおだし] ×

グルタミン酸 [味噌] [マッシュルーム] [長ねぎ] [青ねぎ] ×

グアニル酸 [干ししいたけ] でうま味がアップ！

干ししいたけのコクのあるうま味が豊かに広がるスープ。
食物繊維が多いきのこたっぷりで、デトックスにも効果的。

食材
メモ

油揚げ

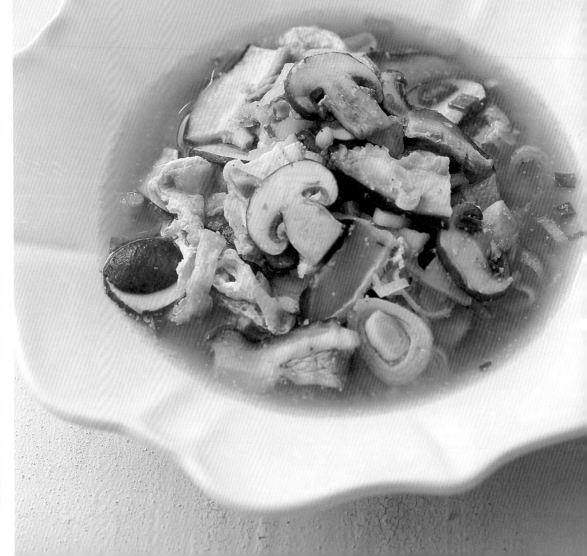

・女性ホルモンと似た働きをする大豆イソフラボンが豊富
・便秘改善によい大豆オリゴ糖を含有
・カルシウム、マグネシウム、鉄分などミネラルも多い

材料（1人分）

油揚げ	1枚	＊味噌	小さじ2
干ししいたけ（スライス）	10g	＊白すりごま	大さじ1
マッシュルーム	3個	＊酒	小さじ2
長ねぎ	30g	＊チューブしょうが、にんにく	
青ねぎ	適宜		各小さじ1
＊顆粒かつおだしの素	小さじ1	水	200ml

作り方

油揚げは細切り、マッシュルームは
薄切り、長ねぎは輪切りする。
※青ねぎは小口切りにしておく。

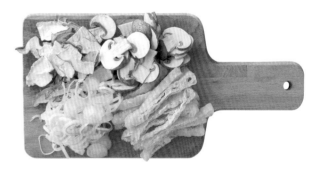

耐熱ボウルに青ねぎ以外の具材と
水、調味料＊を入れて軽く混ぜ合
わせ、ふんわりラップをし、電子レ
ンジで4分間加熱する。

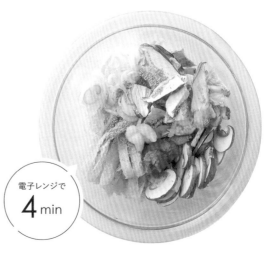

3

最後に青ねぎをちらす。

電子レンジで
4 min

完成！

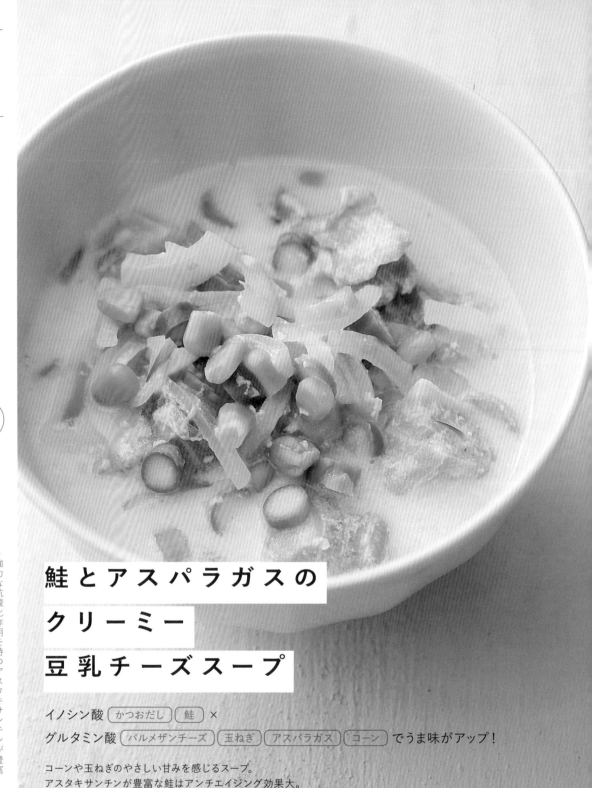

食材
メモ

鮭

・強力な抗酸化作用を持つアスタキサンチンが豊富
・中性脂肪を減らすDHAとEPAがとれる
・皮にコラーゲンやビタミンB₂などが多いので皮ごと！

鮭とアスパラガスの
クリーミー
豆乳チーズスープ

イノシン酸 かつおだし 鮭 ×
グルタミン酸 パルメザンチーズ 玉ねぎ アスパラガス コーン でうま味がアップ！

コーンや玉ねぎのやさしい甘みを感じるスープ。
アスタキサンチンが豊富な鮭はアンチエイジング効果大。

材料（1人分）━━━━━━━━━━━━

鮭	1切れ	＊塩麹	大さじ1
玉ねぎ	50g	＊酒	小さじ2
アスパラガス	2本	＊塩	少々
コーン水煮缶	30g	＊チューブにんにく	小さじ1
＊顆粒かつおだしの素	小さじ1	豆乳	150ml
＊パルメザンチーズ	大さじ1	水	50ml

かつおだし

鮭とアスパラガスのクリーミー豆乳チーズスープ

作り方━━━━━━━━━━━━━━━━━━━

 1

鮭は食べやすい大きさに、玉ねぎはスライス、アスパラガスは輪切りにする。

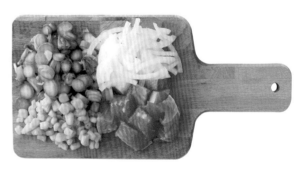

2

耐熱ボウルに具材と豆乳、水、調味料＊を入れて軽く混ぜ合わせ、ふんわりラップをし、電子レンジで5分間加熱する。

電子レンジで
5 min

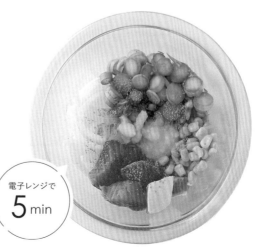

 完成！

しらすと海苔の黒酢スープ

イノシン酸 かつおだし しらす ×

グルタミン酸 しょうゆ 海苔 青ねぎ ×

グアニル酸 干ししいたけ でうま味がアップ！

ミネラル豊富なしらすや海苔がたっぷりと使われ、口に入れると
海の香りが広がります。たけのこの歯ごたえで満足感も大。

食材
メモ

しらす

・高タンパクで低脂質
・豊富なカルシウムでストレスを軽減し、骨を丈夫に
・肌にハリをもたらすエラスチンもとれる

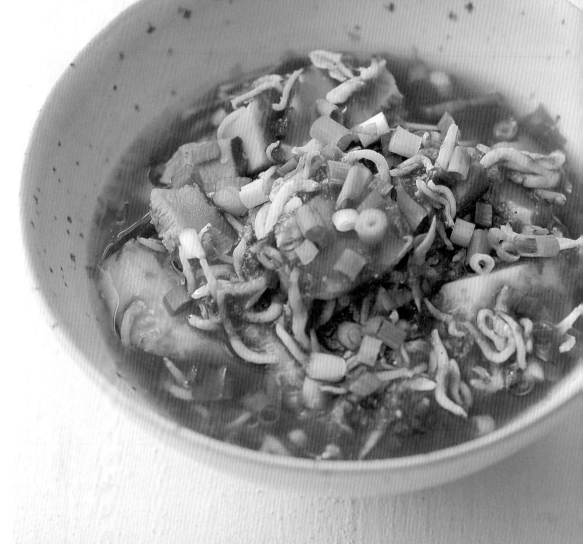

材料（1人分）——————————————————

しらす ························· 40g	＊しょうゆ ················ 小さじ2
たけのこ水煮 ················ 40g	＊黒酢 ····················· 大さじ1
干ししいたけ（スライス）······ 10g	＊酒 ······················· 小さじ2
焼き海苔 ····················· 1枚	＊チューブしょうが、にんにく
青ねぎ ····················· 適宜	···················· 各小さじ1
＊顆粒かつおだしの素 ··· 小さじ1	水 ························ 200ml

作り方 ——————————————————

1

たけのこは薄切りにする。海苔は
ちぎる。
※青ねぎは小口切りにしておく。

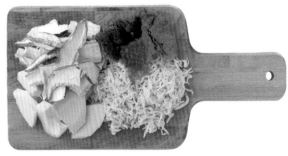

↓

2

耐熱ボウルに青ねぎ以外の具材と
水、調味料＊を入れて軽く混ぜ合わ
せ、海苔を入れ、ふんわりラップを
し、電子レンジで4分間加熱する。

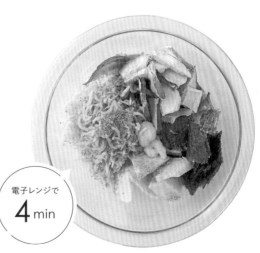

↓

3

最後に青ねぎをちらす。

↓

電子レンジで
4min

完成！

納豆キムチごまチゲ

イノシン酸 かつおだし ×

グルタミン酸 味噌 納豆 キムチ 玉ねぎ ごぼう でうま味がアップ！

発酵食品のキムチと納豆を組み合わせた美腸効果絶大のスープ。
温め効果も高く、代謝アップもサポート。

食材
メモ

納
豆

・良質な植物性タンパク質が豊富
・食物繊維が多く腸内環境をサポート
・鉄分、マグネシウム、カリウムなどミネラルも多い

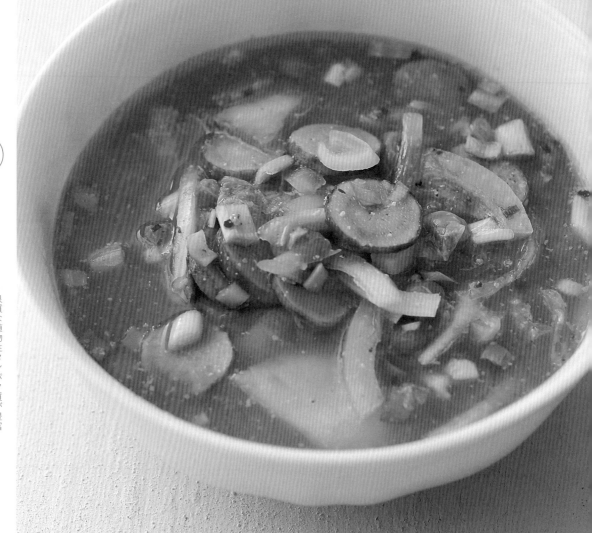

材料（1人分）

納豆	1パック	＊味噌	小さじ2
白菜キムチ	60g	＊白すりごま	大さじ1
玉ねぎ	（小）1/3個	＊酒	小さじ2
ごぼう	30g	＊チューブしょうが、にんにく	
にら	適宜		各小さじ1
＊顆粒かつおだしの素	小さじ1	水	200ml

作り方

1

玉ねぎはスライス、ごぼうは輪切りにする。
※にらは小口切りにしておく。

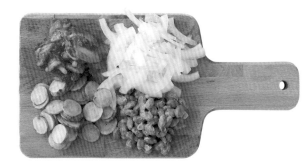

2

耐熱ボウルににら以外の具材と水、調味料＊を入れて軽く混ぜ合わせ、ふんわりラップをし、電子レンジで5分間加熱する。

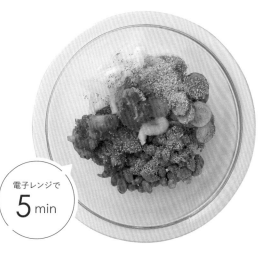

電子レンジで
5 min

3

最後ににらをちらす。

完成！

最近お気に入りの ダイエット食材

　最近、注目している、ダイエットにいい食品が〝抹茶〟です。抹茶にはカテキンが多く含まれています。カテキンと言えば、緑茶に多く含まれていることで有名で、抗酸化作用や抗菌作用のほか、免疫力を高める作用があります。また、最近、血糖値の急上昇を抑え、ダイエットに役立つこともわかってきました。抹茶は緑茶の一種ですが、煎茶など抹茶以外の緑茶は、飲むときに茶葉を捨ててしまいます。でも茶樹の若芽を臼でひいて作る抹茶は、茶葉に含まれる栄養をまるごととることができるのがメリット。カテキンもより多くとることができます。ですから僕は最近、食事中の飲み物を抹茶にしています。糖質の多いものをとるときも、抹茶を一緒にとれば血糖値の急上昇が抑えられ、太りにくくなります。抹茶には、シミや老化の原因となる活性酸素の害を抑えたり、コラーゲンの生成を助ける働きがあるビタミンCも豊富。つまり、抹茶は、ダイエットにも、美肌にも、アンチエイジングにもいいスーパーフードなのです。

PART

こんぶだし の レンチンスープ

グルタミン酸が豊富なこんぶだしのレンチン
スープ14品をご紹介。イノシン酸やグアニル
酸が多い食材や調味料を多く組み合わせること
で、より風味豊かな仕上がりに。

No.

15

豚ひき肉と白菜の
オイスターサワースープ

イノシン酸 [豚肉] ×
グルタミン酸 [こんぶだし] [オイスターソース] [ごぼう] [青ねぎ] でうま味がアップ！

ひき肉のうま味と、黒酢のまろやかな酸味、オイスターソースの
コクが広がるスープ。白菜には胃腸を整え、消化を促す働きが。

食材
メモ

ごぼう

・利尿効果のあるカリウムが多く、むくみを予防
・食物繊維がコレステロールの排出を促進
・豊富な食物繊維が便秘解消をサポート

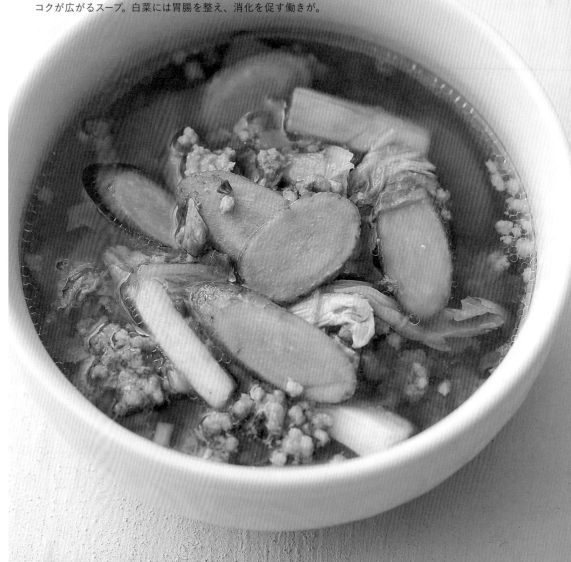

材料（1人分）

豚ひき肉	70g	＊オイスターソース	小さじ2
白菜	50g	＊酒	小さじ2
ごぼう	40g	＊チューブしょうが、にんにく	
青ねぎ	10g		各小さじ1
＊顆粒こんぶだしの素	小さじ1	水	200ml
＊黒酢	大さじ1		

こんぶだし

豚ひき肉と白菜の
オイスターサワースープ

作り方

白菜は細切り、ごぼうは斜め切り
に、青ねぎは小口切りにする。

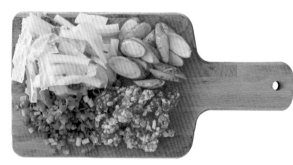

2

耐熱ボウルに具材と水、調味料＊
を入れて軽く混ぜ合わせ、ふんわり
ラップをし、電子レンジで6分間加
熱する。

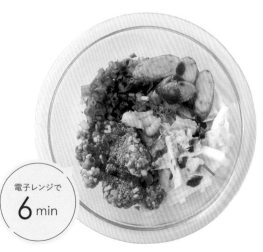

電子レンジで
6 min

完成！

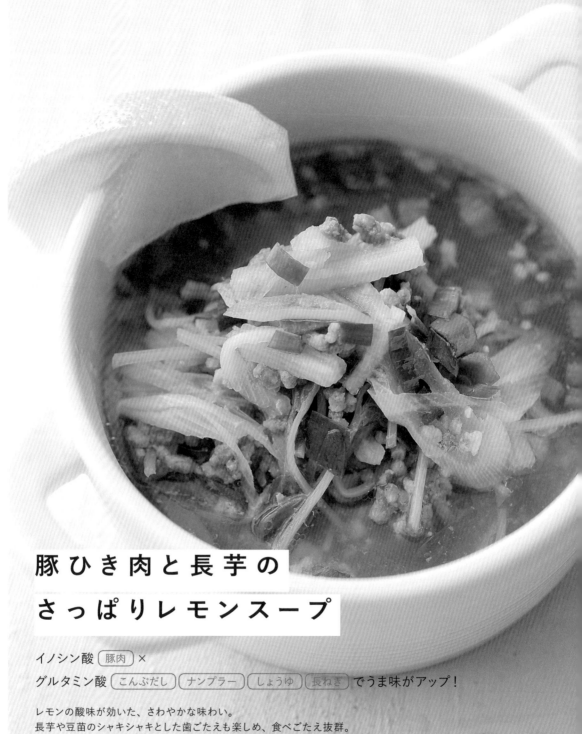

食材
メモ

長芋

・イモ類の中でも栄養価が高く、低カロリー
・カリウム、鉄分、亜鉛などミネラルが豊富
・アミラーゼなどの消化酵素を含み、胃腸の働きをサポート

豚ひき肉と長芋の
さっぱりレモンスープ

イノシン酸 [豚肉] ×

グルタミン酸 [こんぶだし] [ナンプラー] [しょうゆ] [長ねぎ] でうま味がアップ!

レモンの酸味が効いた、さわやかな味わい。
長芋や豆苗のシャキシャキとした歯ごたえも楽しめ、食べごたえ抜群。

材料（1人分）

豚ひき肉	70g	＊ナンプラー	小さじ1
長芋	50g	＊しょうゆ	小さじ1
長ねぎ	30g	＊酒	小さじ2
豆苗	20g	＊チューブしょうが、にんにく	
レモン	1/8個分		各小さじ1
＊顆粒こんぶだしの素	小さじ1	水	200ml

作り方

長芋は細切り、長ねぎは斜め薄切り、豆苗は食べやすい大きさに切る。

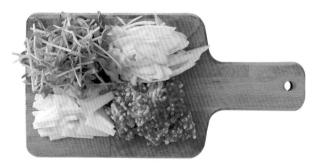

耐熱ボウルにレモン以外の具材と水、調味料＊を入れて軽く混ぜ合わせ、ふんわりラップをし、電子レンジで6分間加熱する。

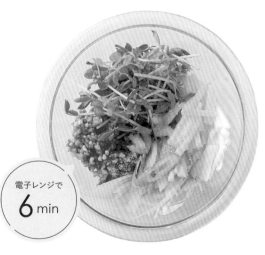

電子レンジで
6 min

3

最後にレモン汁を搾る。

完成！

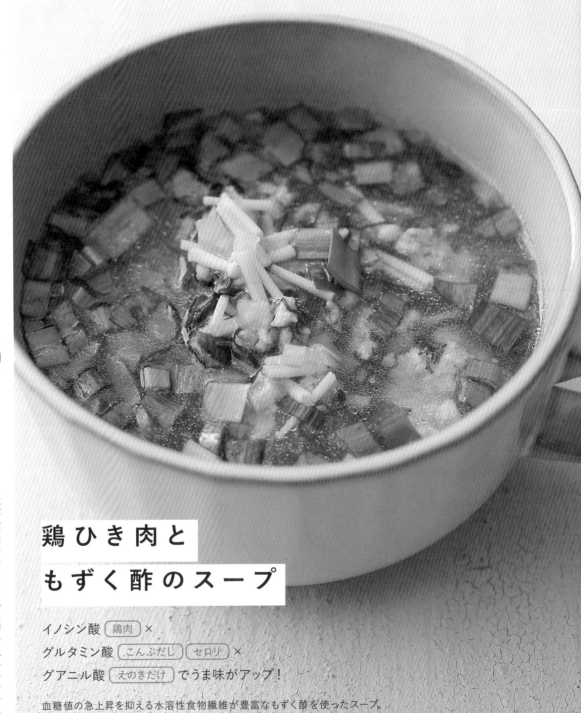

食材
メモ

もずく

・抗酸化作用のあるフコイダンが多く、アンチエイジングに
・フコイダンにはコレステロール値を下げる働きも
・マグネシウム、鉄分、リンなどミネラルが豊富

鶏ひき肉と
もずく酢のスープ

イノシン酸 鶏肉 ×
グルタミン酸 こんぶだし セロリ ×
グアニル酸 えのきだけ でうま味がアップ！

血糖値の急上昇を抑える水溶性食物繊維が豊富なもずく酢を使ったスープ。
塩麹のほんのりとした甘みを感じる優しい味わい。

材料（1人分）

鶏ひき肉 …………………… 70g	＊塩麹 ………………… 小さじ2
もずく酢（汁ごと）	＊酒 ………………… 小さじ2
……………… 1パック（80g）	＊白すりごま ………… 大さじ1
セロリ …………………… 40g	＊チューブしょうが、にんにく
えのきだけ ……………… 30g	………………… 各小さじ1
にら ……………………… 10g	水 ……………… 200ml
＊顆粒こんぶだしの素 … 小さじ1	

作り方

1

セロリはみじん切り、えのきだけは
食べやすい大きさにカットする。
※にらはみじん切りにしておく。

↓

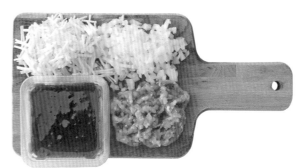

2

耐熱ボウルににら以外の具材と水、
調味料＊を入れて軽く混ぜ合わせ、
ふんわりラップをし、電子レンジで
6分間加熱する。

↓

3

最後ににらをちらす。

↓

完成！

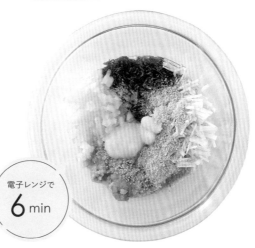

電子レンジで
6 min

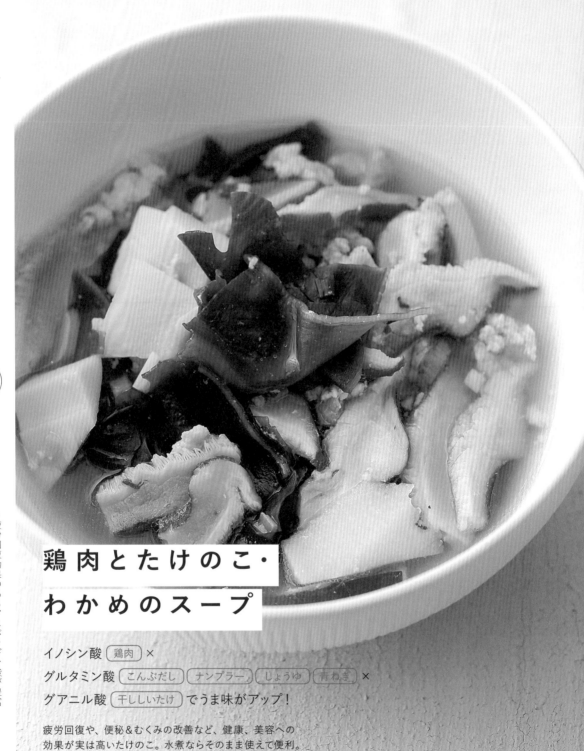

No.
18

食材
メモ

たけのこ

・疲労回復効果のあるアスパラギン酸が豊富
・食物繊維が多く、腸内環境を整える
・利尿効果のあるカリウムたっぷりで、むくみを軽減

鶏肉とたけのこ・わかめのスープ

イノシン酸 鶏肉 ×

グルタミン酸 こんぶだし ナンプラー しょうゆ 青ねぎ ×

グアニル酸 干ししいたけ でうま味がアップ！

疲労回復や、便秘＆むくみの改善など、健康、美容への
効果が実は高いたけのこ。水煮ならそのまま使えて便利。

材料（1人分）─────

鶏ひき肉 ⋯⋯⋯⋯⋯⋯⋯⋯⋯ 70g	＊ナンプラー ⋯⋯⋯⋯⋯⋯ 小さじ1
たけのこ水煮 ⋯⋯⋯⋯⋯⋯ 50g	＊しょうゆ ⋯⋯⋯⋯⋯⋯⋯ 小さじ1
乾燥わかめ ⋯⋯⋯⋯⋯⋯⋯ 2g	＊酒 ⋯⋯⋯⋯⋯⋯⋯⋯⋯ 小さじ2
青ねぎ ⋯⋯⋯⋯⋯⋯⋯⋯⋯ 10g	＊チューブしょうが、にんにく
干ししいたけ（スライス）⋯⋯ 10g	⋯⋯⋯⋯⋯⋯⋯⋯⋯⋯⋯ 各小さじ1
＊顆粒こんぶだしの素 ⋯ 小さじ1	水 ⋯⋯⋯⋯⋯⋯⋯⋯⋯⋯ 200ml

作り方 ─────

1

たけのこは食べやすい大きさに切
り、青ねぎは小口切りにする。

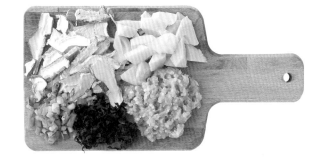

2

耐熱ボウルに具材と水、調味料＊を入
れて軽く混ぜ合わせ、ふんわりラップ
をし、電子レンジで6分間加熱する。

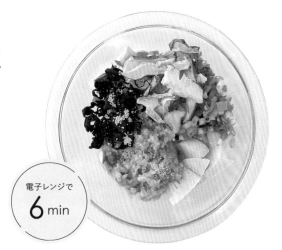

電子レンジで
6min

完成！

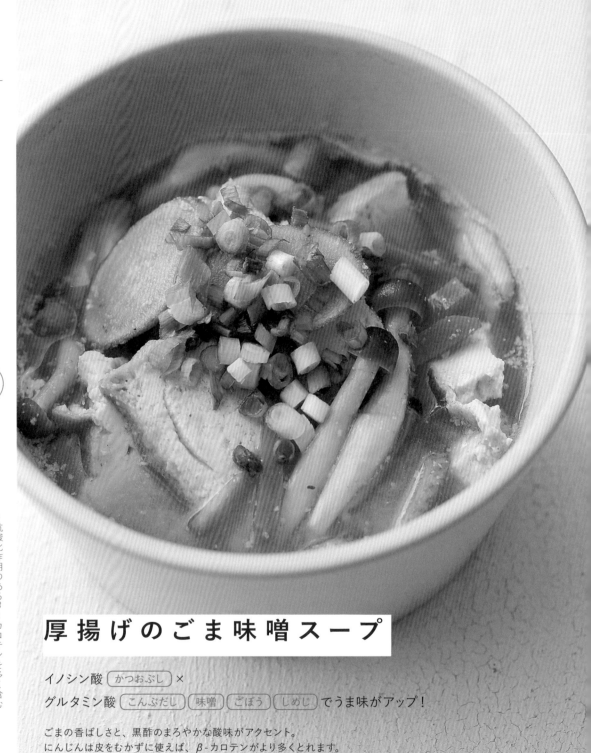

食材
メモ

にんじん

・抗酸化作用のある β −カロテンを多く含む
・β −カロテンには皮膚や粘膜を強化する働きも
・利尿効果のあるカリウムが多く、むくみ予防に

厚揚げのごま味噌スープ

イノシン酸 かつおぶし ×

グルタミン酸 こんぶだし 味噌 ごぼう しめじ でうま味がアップ!

ごまの香ばしさと、黒酢のまろやかな酸味がアクセント。
にんじんは皮をむかずに使えば、β −カロテンがより多くとれます。

材料（1人分）────────────

厚揚げ	50g	＊黒酢	大さじ1
ごぼう	40g	＊白すりごま	大さじ1
にんじん	30g	＊かつおぶし	ひとつまみ
しめじ	40g	＊酒	小さじ2
青ねぎ	お好みで	＊チューブにんにく	小さじ1
＊顆粒こんぶだしの素	小さじ1	水	200ml
＊味噌	小さじ2		

作り方────────────

1

厚揚げは食べやすい大きさに切り、ごぼうは斜め薄切り、にんじんはせん切り、しめじは石づきを取る。
※青ねぎは小口切りにしておく。

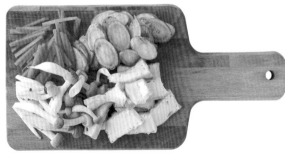

2

耐熱ボウルに青ねぎ以外の具材と水、調味料＊を入れて軽く混ぜ合わせ、ふんわりラップをし、電子レンジで5分間加熱する。

3

最後に青ねぎをちらす。

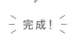 完成！

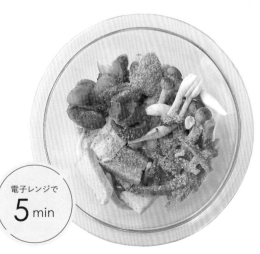

電子レンジで
5 min

ちくわと豆苗の梅とろろスープ

イノシン酸 ちくわ ×

グルタミン酸 こんぶだし とろろ昆布 しょうゆ でうま味がアップ！

とろろ昆布の磯の香りと、梅の酸味が効いたさっぱり味のスープ。
高タンパク低脂肪のちくわをたっぷり使った大満足の一杯。

食材
メモ

豆
苗

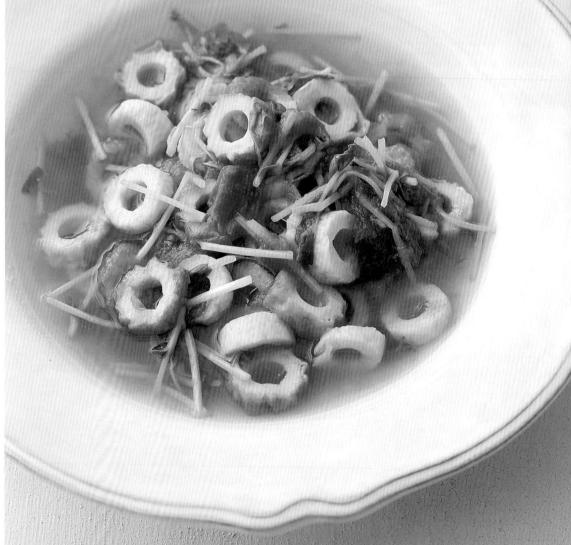

・栄養価の高さは野菜の中でトップクラス
・えんどう豆の新芽で、豆と緑黄色野菜の栄養を併せ持つ
・活性酸素を除去するβ-カロテンが豊富

材料（1人分）────────

ちくわ ……………… 2本（約50g）	＊酒 ………………………… 小さじ2
豆苗 ……………………… 20g	＊チューブしょうが、にんにく
とろろ昆布 ………………… 3g	………………………… 各小さじ1
梅干し（大）………………… 1個	水 ………………………… 200ml
＊顆粒こんぶだしの素 …… 小さじ1	
＊しょうゆ ………………… 小さじ2	

作り方 ────────

 1

ちくわは輪切り、豆苗は食べやすい長さにカットする。梅干しは種を取って潰す。

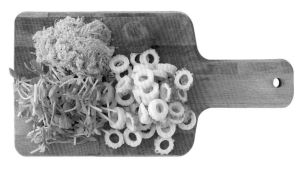

2

耐熱ボウルに具材と水、調味料＊を入れて軽く混ぜ合わせ、梅干しは潰すように、とろろ昆布はちぎって入れ、ふんわりラップをし、電子レンジで4分間加熱する。

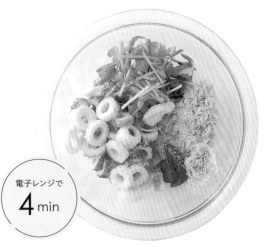

電子レンジで
4min

 完成！

ちくわと根菜の
クリーミースープ

イノシン酸 ちくわ ×

グルタミン酸 こんぶだし 味噌 ごぼう アスパラガス でうま味がアップ！

体を温め、食物繊維も豊富な根菜がゴロゴロ入った具だくさんスープ。
味噌に豆乳をプラスすることで、ホッとする優しい味わいに。

食材
メモ

大根

・消化酵素アミラーゼが多く含まれ、胃腸の調子が整う
・むくみを改善するカリウムも豊富
・のどの痛みや、咳、痰の改善にも効果的

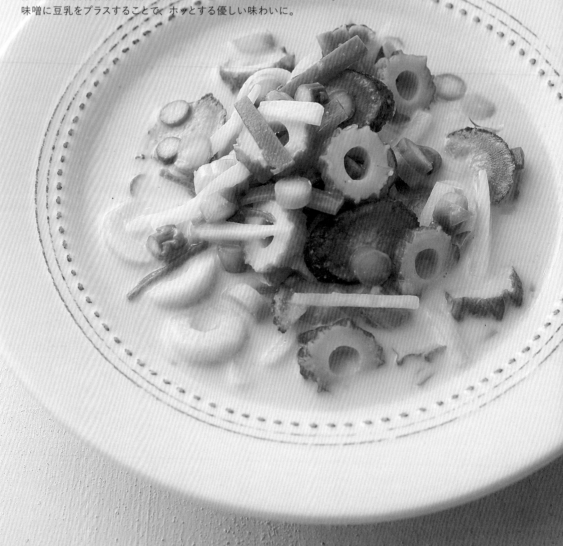

材料（1人分）

ちくわ ……………… 2本（約50g）	＊味噌 …………………… 小さじ2
大根 ………………………… 40g	＊酒 …………………… 小さじ2
ごぼう ……………………… 30g	＊チューブしょうが、にんにく
にんじん …………………… 20g	……………………… 各小さじ1
アスパラガス ……………… 1本	豆乳 ……………………… 150ml
＊顆粒こんぶだしの素 … 小さじ1	水 ………………………… 50ml

作り方

 1

ちくわは輪切り、大根、にんじんは
せん切りに、ごぼう、アスパラガス
は輪切りにする。
※青ねぎは小口切りにしておく。

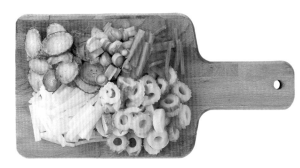

2

耐熱ボウルに具材と豆乳、水、調
味料＊を入れて軽く混ぜ合わせ、ふ
んわりラップをし、電子レンジで4
分間加熱する。

電子レンジで
4 min

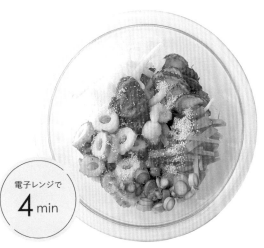

 完成！

ツナとかぼちゃの
カレークリーミースープ

イノシン酸 ［ツナ］ ×

グルタミン酸 ［こんぶだし］［ナンプラー］［玉ねぎ］［しめじ］でうま味がアップ！

かぼちゃの自然な甘みを感じる、マイルドな辛さのカレースープ。
β-カロテンや、ビタミンC、Eなど、美肌成分もしっかり補えます。

食材
メモ

かぼちゃ

・ターンオーバーを促し、美肌に導くβ－カロテンが豊富
・食物繊維がたっぷりで腸のお掃除に
・抗酸化作用のあるβ－カロテン、ビタミンE、Cも含有

材料（1人分）

ツナ缶（ノンオイル・汁ごと）
.... 1缶
かぼちゃ 50g
玉ねぎ 50g
しめじ 40g
＊顆粒こんぶだしの素 ... 小さじ1
＊ナンプラー 小さじ2

＊カレー粉 小さじ2
＊酒 小さじ2
＊チューブしょうが、にんにく
.... 各小さじ1
豆乳 150ml
水 50ml

作り方

1

かぼちゃ、玉ねぎはスライス、しめじは石づきを取る。

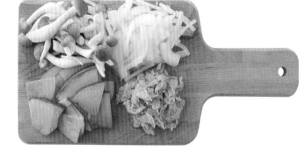

2

耐熱ボウルに具材と豆乳、水、調味料＊を入れて軽く混ぜ合わせ、ふんわりラップをし、電子レンジで5分間加熱する。

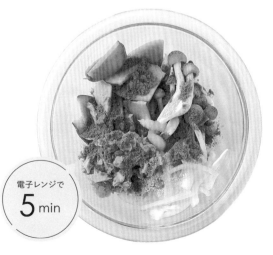

電子レンジで
5min

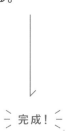

完成！

ツ ナ と レ タ ス の 黒 酢 ス ー プ

イノシン酸 ［ ツナ ］ ×
グルタミン酸 ［ こんぶだし ］ ［ ナンプラー ］ ［ マッシュルーム ］ でうま味がアップ！

さっぱりとした口当たりながら、うま味たっぷりで深みのある味わい。
黒酢は疲労回復効果が高いので、疲れた日の夕食にぜひ。

食材
メモ

黒
酢

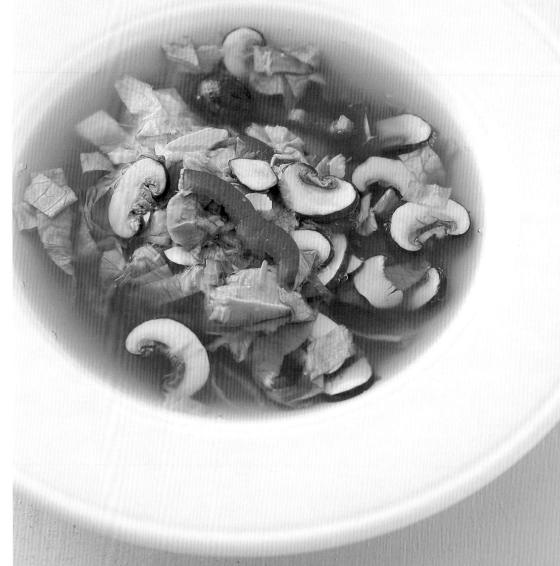

・栄養価が高く、天然アミノ酸の宝庫
・体内で作ることのできない必須アミノ酸9種類を含有
・疲労を回復するクエン酸が豊富

こんぶだし　ツナとレタスの黒酢スープ

材料（1人分）————————————

ツナ缶（ノンオイル・汁ごと）
…………………………………… 1缶
レタス …………………………… 40g
マッシュルーム ……………… 3個
赤パプリカ …………………… 1/4個
＊顆粒こんぶだしの素 …… 小さじ1

＊ナンプラー ………………… 小さじ2
＊黒酢 ………………………… 大さじ1
＊酒 …………………………… 小さじ2
＊チューブしょうが、にんにく
…………………………………… 各小さじ1
水 ……………………………… 200ml

作り方————————————

 1

レタスは1cm幅に切り、マッシュ
ルームとパプリカはスライスする。

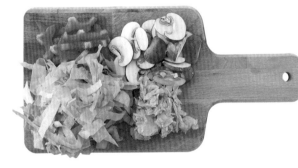

2

耐熱ボウルに具材と水、調味料＊
を入れて軽く混ぜ合わせ、ふんわり
ラップをし、電子レンジで4分間加
熱する。

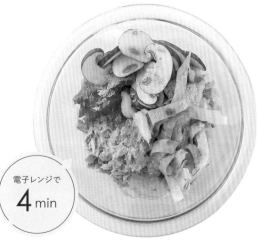

電子レンジで
4 min

完成！

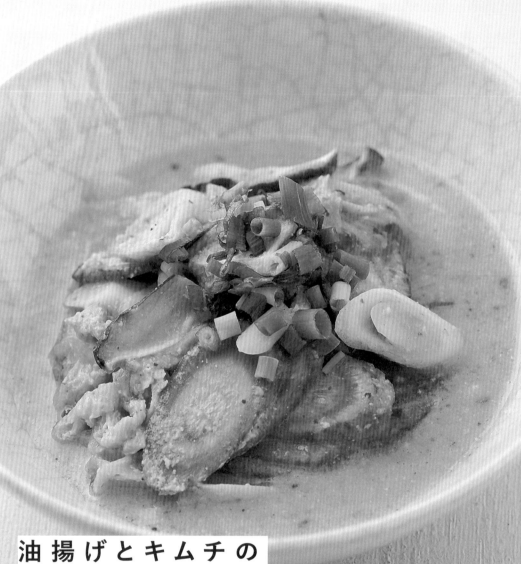

（食材メモ）

白菜キムチ

・腸内環境を整える乳酸菌が含まれる
・カプサイシンが代謝を高め、ダイエットをサポート
・食物繊維が豊富で低カロリー

油揚げとキムチの豆乳スープ

グルタミン酸 こんぶだし 味噌 キムチ ごぼう 長ねぎ 青ねぎ ×
グアニル酸 干ししいたけ でうま味がアップ！

豆乳や味噌によってキムチの辛味がやわらぎ、優しくマイルドな味わいに。
発酵食品＆食物繊維で、腸内環境も整います。

材料（1人分）

油揚げ	1枚	＊味噌	小さじ1
白菜キムチ	50g	＊コチュジャン	小さじ1
ごぼう	30g	＊白すりごま	大さじ1
長ねぎ	30g	＊酒	小さじ2
干ししいたけ（スライス）	10g	＊チューブにんにく	小さじ1
青ねぎ	適宜	豆乳	150ml
＊顆粒こんぶだしの素	小さじ1	水	50ml

作り方

油揚げは細切り、ごぼう、長ねぎは
斜め薄切りにする。
※青ねぎは小口切りにしておく。

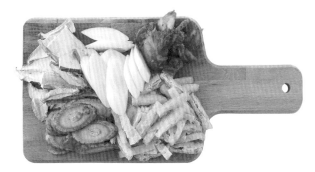

耐熱ボウルに青ねぎ以外の具材と
豆乳、水、調味料＊を入れて軽く混
ぜ合わせ、ふんわりラップをし、電
子レンジで5分間加熱する。

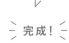

最後に青ねぎをちらす。

完成！

電子レンジで
5 min

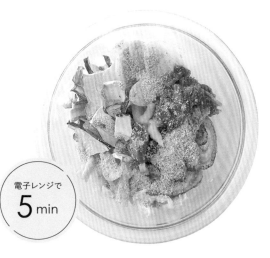

鮭のスパイシー味噌スープ

イノシン酸 鮭 ×

グルタミン酸 こんぶだし 味噌 長ねぎ ごぼう ×

グアニル酸 干ししいたけ でうま味がアップ!

豆板醤がきいたピリ辛のスープ。干ししいたけのうま味により、おいしさが倍増。
温め食材を多用し、代謝アップ効果も大。

食材
メモ

干ししいたけ

・乾燥させることで、うま味も栄養価も格段にアップ
・食物繊維が多く、腸内環境を整える
・カルシウムの吸収を高めるビタミンDが豊富

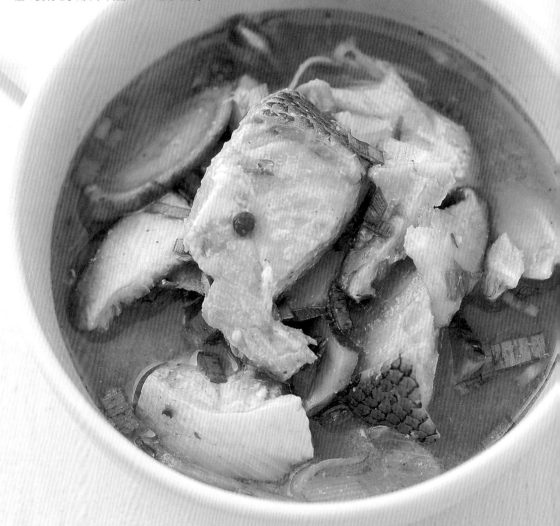

材料（1人分）

鮭	1切れ	＊コチュジャン	小さじ1
長ねぎ	30g	＊豆板醤	小さじ1
ごぼう	30g	＊酒	小さじ2
干ししいたけ（スライス）	10g	＊チューブしょうが、にんにく	
にら	適宜		各小さじ1
＊顆粒こんぶだしの素	小さじ1	水	200ml
＊味噌	小さじ1		

作り方

鮭は一口サイズにカット、長ねぎ、
ごぼうは斜め薄切りにする。
※にらは小口切りにしておく。

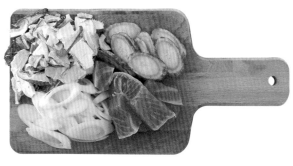

耐熱ボウルににら以外の具材と水、
調味料＊を入れて軽く混ぜ合わせ、
ふんわりラップをし、電子レンジで
6分間加熱する。

3

最後ににらをちらす。

完成！

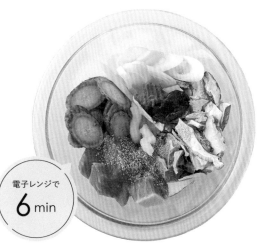

電子レンジで
6 min

しらすと梅干しの塩麹スープ

イノシン酸 [しらす] ×

グルタミン酸 [こんぶだし] [アスパラガス] ×

グアニル酸 [なめこ] でうま味がアップ!

梅干しのさっぱりとした酸味が、塩麹によってほんのりまろやかに。
塩麹にはGABAも含まれ、ストレスや疲れを感じた日にぴったり。

食材
メモ

塩
麹

・腸内環境を整える乳酸菌が豊富
・代謝を促進するビタミンB群もとれる
・ストレス緩和や疲労回復によいGABAも含有

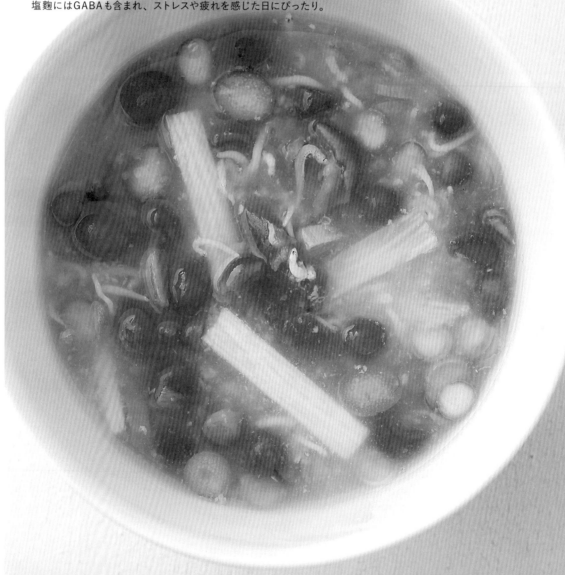

材料（1人分）

しらす	40g	＊塩麹	小さじ2
梅干し（大）	1個	＊酒	小さじ2
長芋	40g	＊チューブしょうが、にんにく	
なめこ	40g		各小さじ1
アスパラガス	2本	水	200ml
＊顆粒こんぶだしの素	小さじ1		

作り方

1

長芋は細切り、アスパラガスは輪切りに、梅干しは種を取る。

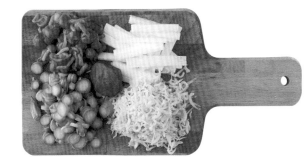

2

耐熱ボウルに具材と水、調味料＊を入れ軽く混ぜ合わせ、ふんわりラップをし、電子レンジで5分間加熱する。

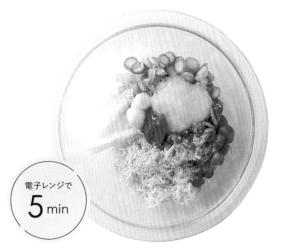

電子レンジで
5 min

完成！

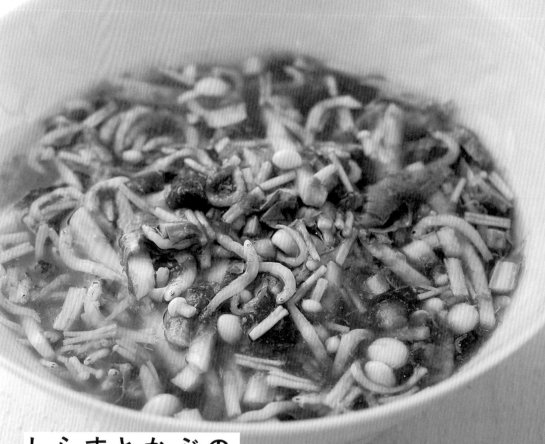

食材
メモ

海苔

・海の大豆と呼ばれるほど高タンパク（全体の約40％）
・βーカロテンが多く、生活習慣病の予防に
・食物繊維たっぷりで腸内環境を良好に

しらすとかぶの 海苔たっぷりスープ

イノシン酸 しらす ×

グルタミン酸 こんぶだし ナンプラー 海苔 ×

グアニル酸 えのきだけ でうま味がアップ！

しらすや海苔の磯風味と、かぶの自然な辛味が絶妙にマッチした和風スープ。
かぶは葉にも β-カロテンや鉄分などの栄養が豊富です。

材料（1人分）

しらす	40g	＊酒	小さじ2
かぶ（小）	1個	＊チューブしょうが、にんにく	
えのきだけ	40g		各小さじ1
焼き海苔	2枚	水	200ml
＊顆粒こんぶだしの素	小さじ1		
＊ナンプラー	小さじ2		

作り方

かぶの根は細切り、えのきだけは石づきを取って2cm長さに切り、海苔はちぎる。
※かぶの葉は小口切りにしておく。

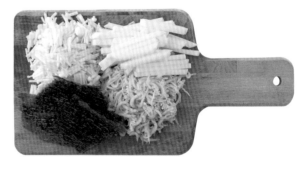

耐熱ボウルにかぶの葉以外の具材と水、調味料＊を入れて軽く混ぜ合わせ、海苔を入れ、ふんわりラップをし電子レンジで5分間加熱する。

最後にかぶの葉を加える。

完成！

電子レンジで
5 min

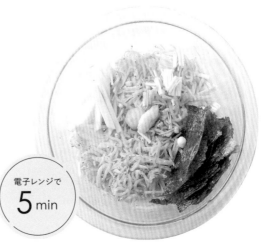

豆腐と豆乳のとろとろスープ

グルタミン酸 こんぶだし 長ねぎ ×
グアニル酸 なめこ でうま味がアップ！

ほんのりと甘みのある優しく癒される味わいのスープ。
豆腐と豆乳から大豆イソフラボンを補える、女性にうれしい一皿。

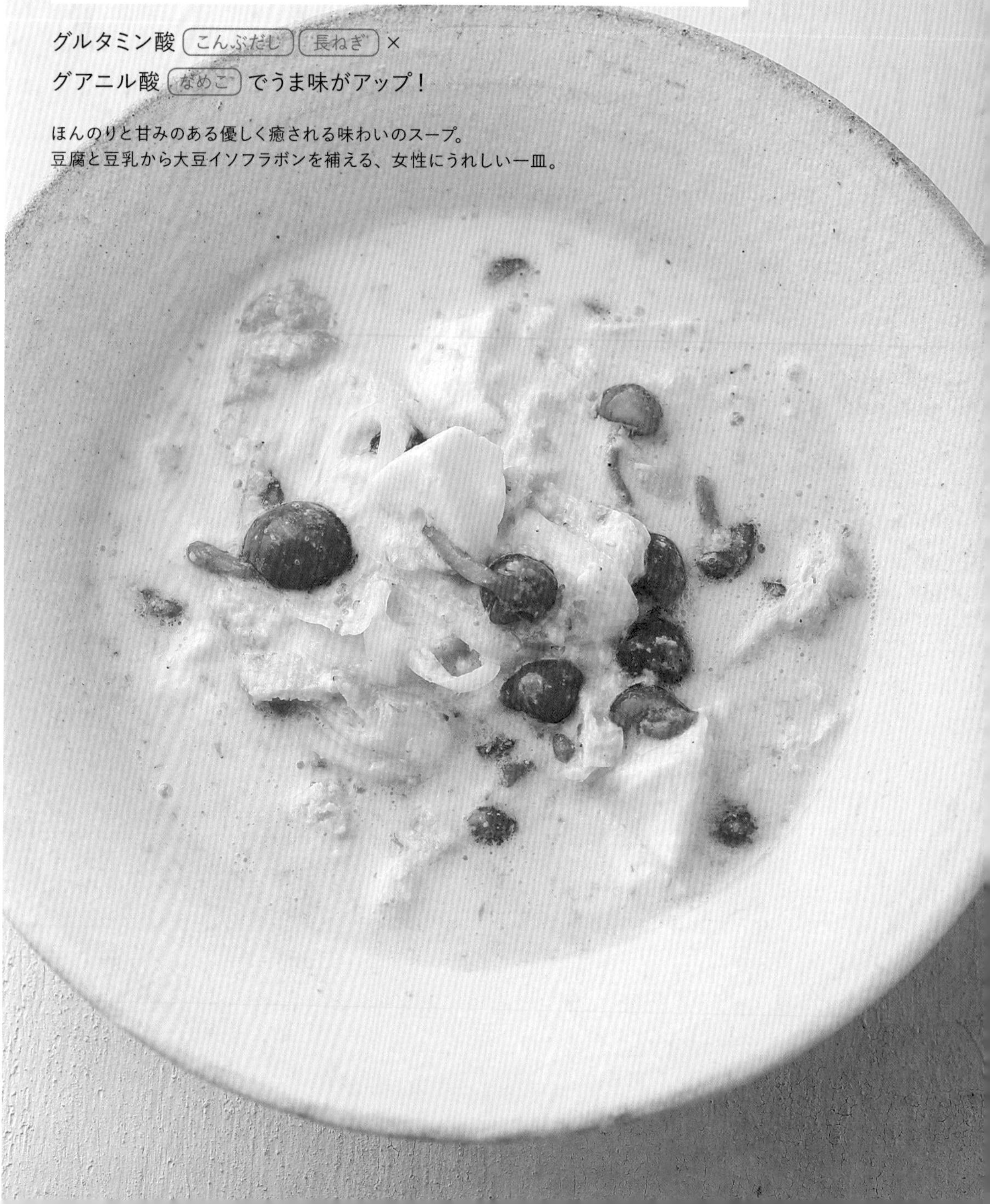

食材
メモ

なめこ

・食物繊維が多く、美腸をサポート
・保湿効果のあるコンドロイチンも多い
・免疫力を高めるβ−グルガンも多い

材料（1人分）

絹ごし豆腐	100g	＊白すりごま	大さじ1
油揚げ	1枚	＊酒	小さじ2
なめこ	30g	＊チューブにんにく	小さじ1
長ねぎ	30g	豆乳	150ml
＊顆粒こんぶだしの素	小さじ1	水	50ml
＊塩麹	大さじ1		

作り方

1

油揚げは細切り、長ねぎは斜め薄
切りにする。

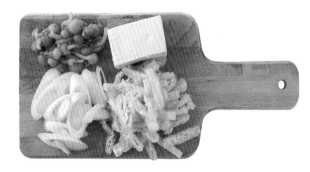

2

耐熱ボウルに具材と豆乳、水、調
味料＊を入れて軽く混ぜ合わせ、絹
ごし豆腐は潰すように加え、ふんわ
りラップをし、電子レンジで5分間
加熱する。

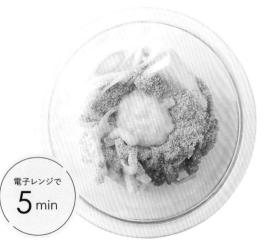

電子レンジで
5 min

完成！

「美腸」がすべてを解決する

　　健康で美しくなるためにも、美ボディを保つためにも、何よりも大切なのは「美腸」、つまり腸がキレイであることです。腸内に古い便がたまっていると、いくら体にいいものを食べても栄養がきちんと吸収されず、体のすみずみに栄養が届きにくくなり、肌トラブルや体の不調の原因に。逆に腸をキレイにすれば、体に十分な栄養が行き届きます。また、腸は体の中で最大の免疫器官でもあるので、腸内環境が整えば免疫力が高まり、風邪などの病気にかかりにくくもなります。さらに、〝幸せホルモン〟と呼ばれる神経伝達物質〝セロトニン〟の素は、腸内で作られて脳に送られるので、腸内環境がよいと十分な量が脳に送られ、精神が安定して気持ちもポジティブになり、行動力も高まります。逆に、腸内環境が悪いとセロトニンの素が不足し、ネガティブ思考になり、イライラやうつなどの原因にも。ですから腸をキレイに保つことが重要なのです。美腸食材と水分がしっかりとれるAtsushiのレンチンスープで、腸をクリーンに保ちましょう。

Atsushi's diet soup

PART

③

鶏だし
の
レンチンスープ

グルタミン酸、イノシン酸、グアニル酸の3つ
のうま味を含む鶏だしのレンチンスープを14
品。食材や調味料にもうま味が多いものを使
い、深いコクが魅力です。

豚ひき肉と
大根・トマトのスープ

イノシン酸 鶏ガラスープ 豚肉 ×
グルタミン酸 ミニトマト でうま味がアップ！

ミニトマトの酸味と、しょうが&青じそが効いたさわやかで香り豊かなスープ。
消化酵素が豊富な大根の効果で、胃腸の機能も整います。

食材
メモ

トマト

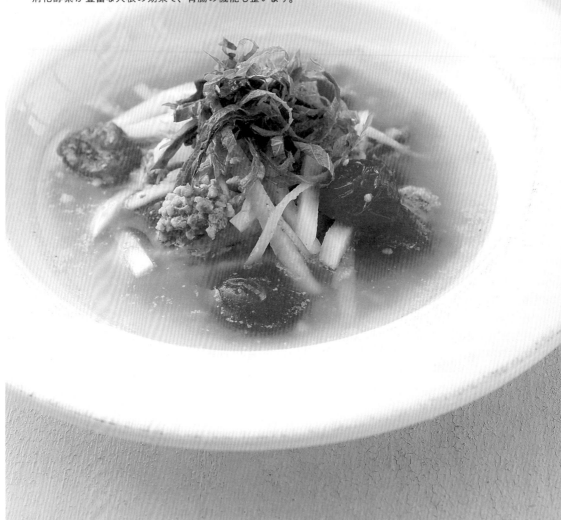

・抗酸化作用のあるリコピンが豊富
・リコピンが老化の元凶となる活性酸素を除去
・リコピンは油と一緒にとると体への吸収率がアップ

材料（1人分）

豚ひき肉	70g	＊白すりごま	大さじ1
大根	40g	＊酢	大さじ1
しょうが	10g	＊酒	小さじ2
ミニトマト	5個	＊塩	少々
青じそ	4枚	＊チューブにんにく	小さじ1
＊鶏ガラスープの素	小さじ1½	水	200ml

作り方

大根、しょうがはせん切り、ミニトマトは半分に切る。
※青じそはせん切りにしておく。

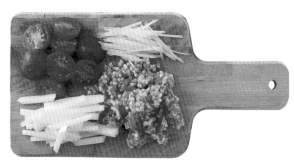

耐熱ボウルに青じそ以外の具材と水、調味料＊を入れて軽く混ぜ合わせ、ふんわりラップをし、電子レンジで6分間加熱する。

最後に青じそをのせる。

完成！

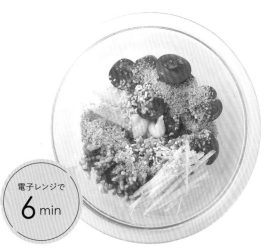

電子レンジで
6 min

豚ひき肉と かぼちゃの豆乳スープ

No.
30

イノシン酸 〔鶏ガラスープ〕〔豚肉〕 ×
グルタミン酸 〔玉ねぎ〕 でうま味がアップ！

かぼちゃや玉ねぎの優しい甘みの中に、しっかりとしたコクを感じる深い味わい。
ビタミンEが豊富なアーモンドもミックス。

食材
メモ

玉ねぎ

・血液をサラサラにする硫化アリルを多く含む
・硫化アリルには疲労回復効果も
・玉ねぎには胃の働きを助け、消化を促す作用アリ

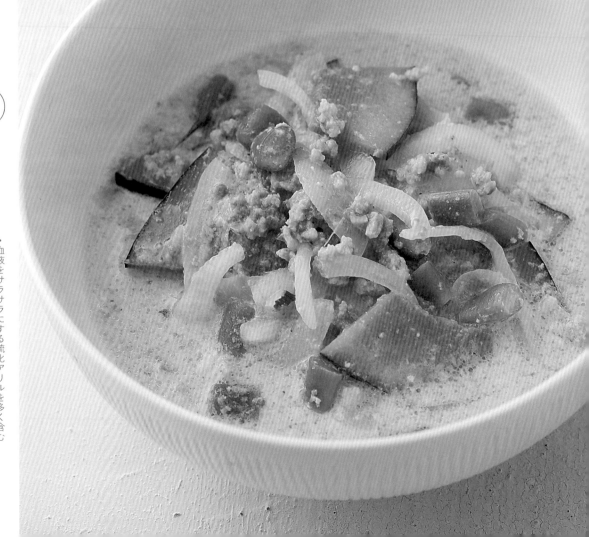

材料（1人分）

豚ひき肉	70g	＊白すりごま	大さじ1
かぼちゃ	50g	＊酒	小さじ2
玉ねぎ	50g	＊塩	少々
いんげん	3本	＊チューブにんにく	小さじ1
アーモンド	5粒	豆乳	150ml
＊鶏ガラスープの素	小さじ1½	水	50ml

鶏 だ し

豚ひき肉と
かぼちゃの豆乳スープ

作り方

かぼちゃは薄切り、玉ねぎはスライス、いんげんは1㎝長さにカット、アーモンドはくだく。

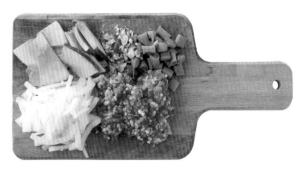

2

耐熱ボウルに具材と豆乳、水、調味料＊を入れて軽く混ぜ合わせ、ふんわりラップをし、電子レンジで6分間加熱する。

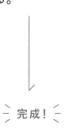

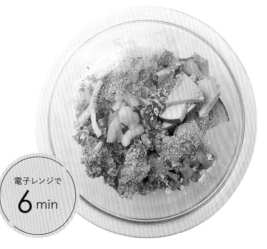

電子レンジで
6 min

完成！

鶏 ひ き 肉 と も や し の ス ー プ

イノシン酸 鶏ガラスープ 鶏肉 ×

グアニル酸 干ししいたけ でうま味がアップ！

ブラックペッパーが、深いうま味にスパイシーさをプラス。
もやしと小松菜のシャキシャキ感がおいしさを引き立てます。

食材
メモ

小松菜

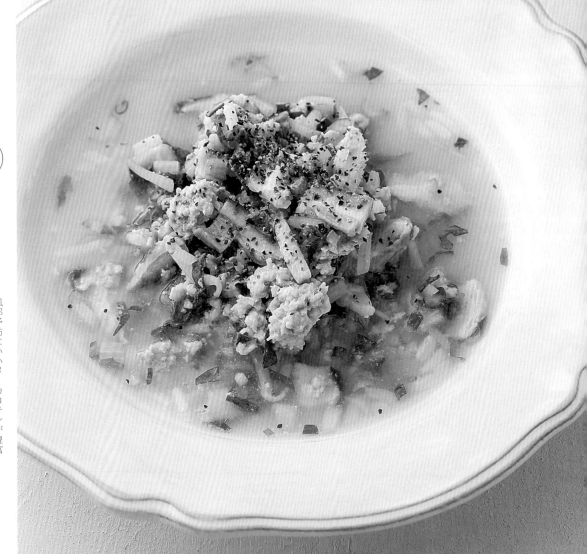

・風邪予防にいいβ－カロテンが豊富
・カリウムたっぷりで、むくみを軽減
・カルシウムが多く、イライラ予防にも

材料（1人分）────────────

鶏ひき肉	70g	＊酒	小さじ2
もやし	30g	＊塩	少々
小松菜	30g	＊チューブしょうが、にんにく	
干ししいたけ（スライス）	10g		各小さじ1
＊鶏ガラスープの素	小さじ1½	ブラックペッパー	少々
＊塩麹	大さじ1	水	200ml

作り方 ────────────

1

もやし、小松菜はみじん切りにする。
干ししいたけは一口サイズに。

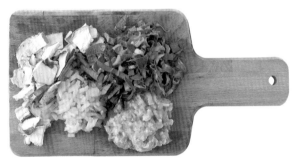

↓

2

耐熱ボウルに具材と水、調味料＊
を入れて軽く混ぜ合わせ、ふんわり
ラップをし、電子レンジで6分間加
熱する。

↓

3

最後にブラックペッパーをふる。

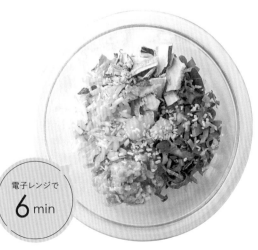

電子レンジで
6 min

↓

＞ 完成！ ＜

ほたてとブロッコリーの
クリーミー豆乳スープ

イノシン酸 [鶏ガラスープ] [ほたて] ×
グルタミン酸 [マッシュルーム] ×
グアニル酸 [ドライトマト] でうま味がアップ！

ほたてやドライトマトのうま味が香る、マイルドな味わいのスープ。
タウリンが多いほたては、疲れたときの強い味方。

(食材メモ)

ほたて

・疲労回復にいいタウリンが多く含まれる
・タウリンの含有量は魚介類の中でトップクラス
・疲労回復ビタミンと呼ばれるビタミンB_1も多い

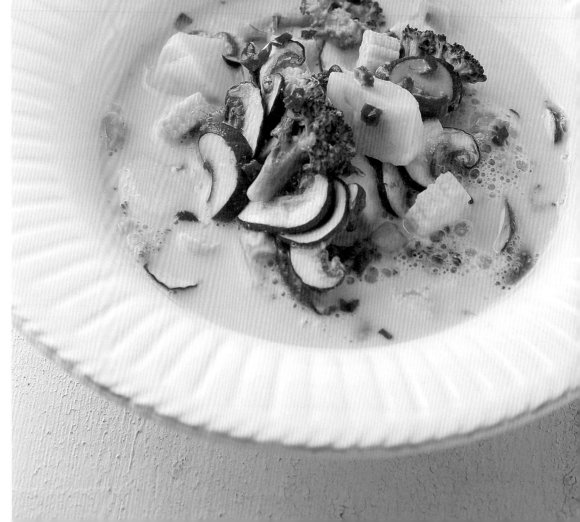

材料（1人分）

ほたて	70g	＊酒	小さじ2
ブロッコリー	40g	＊チューブしょうが、にんにく	
マッシュルーム	4個		各小さじ1
ヤングコーン	3本	＊塩	少々
ドライトマト	10g	豆乳	150ml
＊鶏ガラスープの素	小さじ1½	水	50ml

作り方

ほたて、ブロッコリーは食べやすい大きさ、マッシュルームは薄切り、ヤングコーンは輪切り、ドライトマトはみじん切りにする。

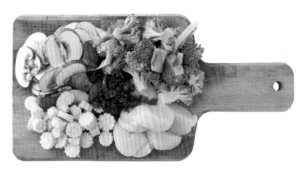

2

耐熱ボウルに具材と豆乳、水、調味料＊を入れて軽く混ぜ合わせ、ふんわりラップをし、電子レンジで6分間加熱する。

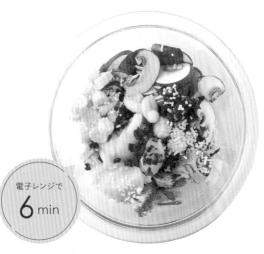

電子レンジで
6min

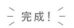
完成！

食材
メモ

卵

・ビタミンCと食物繊維以外の栄養素をすべて含む完全栄養食
・必須アミノ酸をバランスよく含む
・悪玉コレステロールを低下させるレシチンも豊富

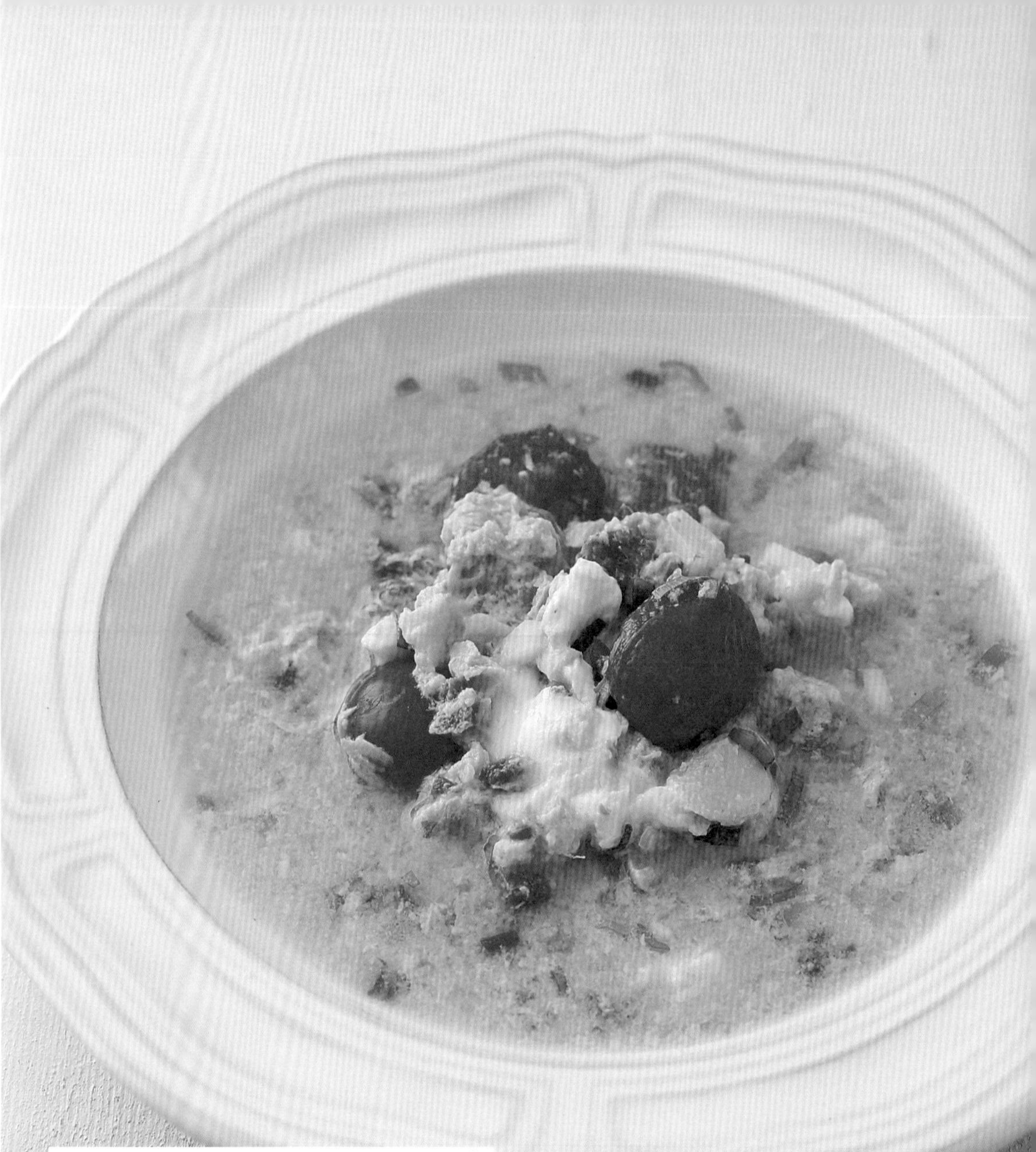

卵とツナのスープ

イノシン酸 (鶏ガラスープ)(ツナ) ×

グルタミン酸 (卵)(ミニトマト)(セロリ) ×

グアニル酸 (ドライトマト) でうま味がアップ！

ビタミンCや食物繊維が多い食材と卵を組み合わせ、これ一皿で、
バランスよく栄養がとれます。体が弱ったときなどにも◎。

材料（1人分）

卵 ………………………… 1個	＊鶏ガラスープの素 …… 小さじ1½
ツナ缶（ノンオイル・汁ごと）	＊白すりごま ……………… 大さじ1
………………………… 1個	＊酒 …………………… 小さじ2
ミニトマト ……………… 4個	＊塩 ……………………… 少々
セロリ …………………… 20g	＊チューブしょうが、にんにく
ドライトマト …………… 10g	……………………… 各小さじ1
にら …………………… 適宜	水 …………………… 200ml

作り方

1

卵は溶きほぐしておく。ミニトマトは半分に、セロリ、ドライトマトはみじん切りにする。

※にらはみじん切りにしておく。

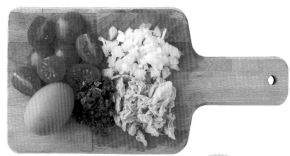

2

耐熱ボウルに溶き卵、にら以外の具材と水、調味料＊を入れて軽く混ぜ合わせ、ふんわりラップをし、電子レンジで3分間加熱する。

> 一旦取り出し、溶き卵をゆっくりと加えて、さらに3分間電子レンジで加熱する。

電子レンジで **3** min

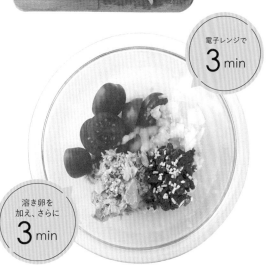

溶き卵を加え、さらに **3** min

3

最後ににらをちらす。

完成！

卵 と キ ム チ の ピ リ 辛 ス ー プ

イノシン酸 [鶏ガラスープ] ×
グルタミン酸 [卵] [キムチ] [しめじ] [青ねぎ] ×
グアニル酸 [えのきだけ] でうま味がアップ!

キムチの辛味&酸味が、卵によってほどよくまろやかになり、
優しい味わいに。発酵食品と食物繊維で腸もキレイに。

（食材メモ）

青ねぎ

・体を温め、胃腸の働きを整える
・のどや鼻の粘膜を強化し、風邪を防ぐβ‐カロテンも多い
・血行を促進し、冷えを改善する硫化アリルを含有

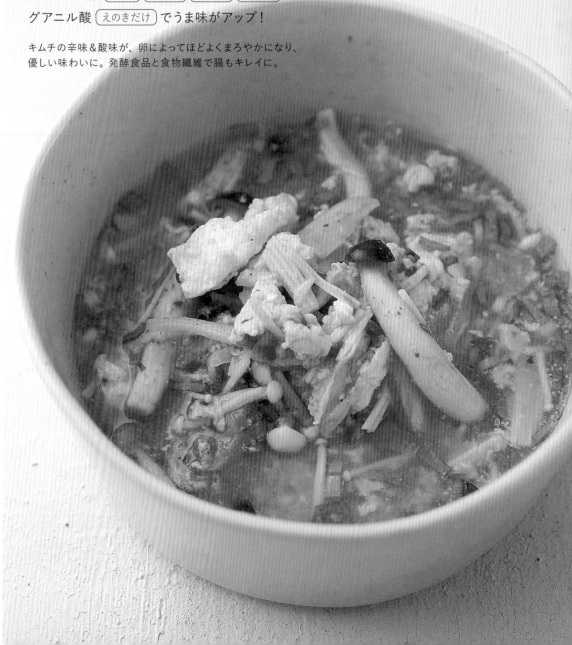

材料（1人分）

卵	1個	＊鶏ガラスープの素	小さじ1½
白菜キムチ	50g	＊酒	小さじ2
しめじ	30g	＊塩	少々
えのきだけ	30g	水	200ml
青ねぎ	10g		

作り方

1

溶き卵を作っておく。キムチは細切り、しめじ、えのきだけは石づきを取り、食べやすい大きさにカット。
※青ねぎは小口切りにしておく。

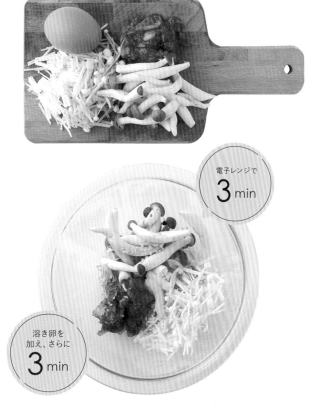

2

耐熱ボウルに溶き卵、青ねぎ以外の具材と水、調味料＊を入れて軽く混ぜ合わせ、ふんわりラップをし、電子レンジで3分間加熱する。

一旦取り出し、溶き卵をゆっくりと加えて、さらに3分間電子レンジで加熱する。

3

最後に青ねぎをちらす。

完成！

電子レンジで
3 min

溶き卵を
加え、さらに
3 min

No.
35

えびとドライトマト・
豆苗のジンジャースープ

イノシン酸 鶏ガラスープ えび ×
グアニル酸 ドライトマト でうま味がアップ！

さわやかな風味のしょうがや豆苗が、うま味たっぷりのえびと好相性。
えびはアスタキサンチンも多く、アンチエイジングにも。

食材
メモ

え
び

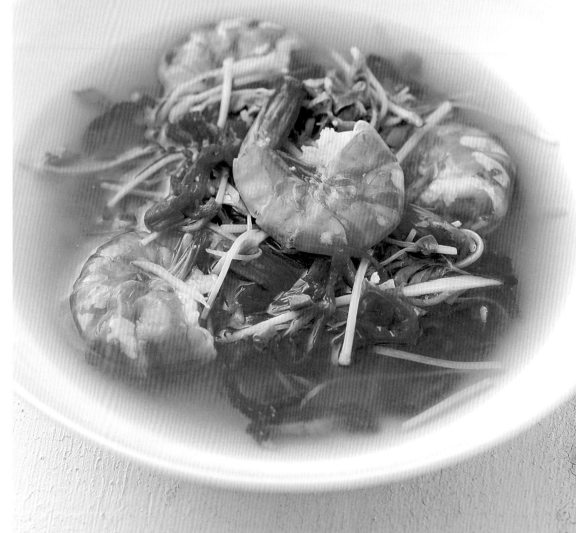

・抗酸化作用の高いアスタキサンチンが多く、美肌に
・殻にはカルシウムやタウリンが豊富
・スープに殻の栄養も溶け出すので、殻ごと使用

材料（1人分）────────────

えび ……………………… 4尾	＊チューブにんにく ……… 小さじ1
豆苗 ……………………… 30g	＊塩 ………………………… 少々
ドライトマト …………… 10g	水 ……………………… 200ml
しょうが ………………… 10g	
＊鶏ガラスープの素 …… 小さじ1½	
＊酒 …………………… 小さじ2	

作り方 ────────────

1

えびは背わたを取る。豆苗は食べやすい長さにカット、ドライトマトはみじん切り、しょうがはせん切りにする。

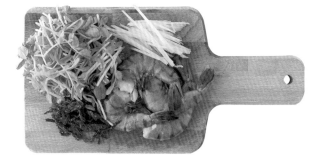

2

耐熱ボウルに具材と水、調味料＊を入れて軽く混ぜ合わせ、ふんわりラップをし、電子レンジで5分間加熱する。

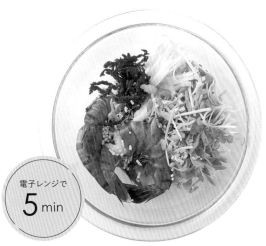

電子レンジで
5 min

‐ ⟩ 完成！ ⟨ ‐

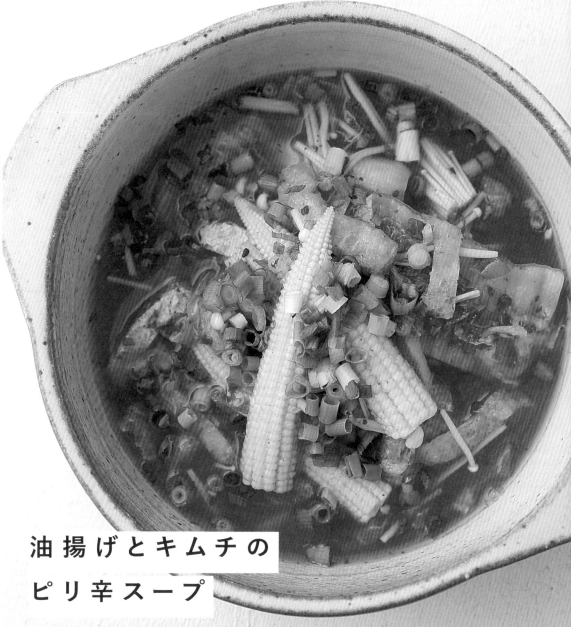

食材
メモ

えのきだけ

・腸内環境をよくする食物繊維が豊富
・疲労を回復するビタミンB₁も多く含む
・カルシウムの吸収を高めるビタミンDも多い

油揚げとキムチの
ピリ辛スープ

イノシン酸 [鶏ガラスープ] ×
グルタミン酸 [キムチ] [青ねぎ] ×
グアニル酸 [えのきだけ] でうま味がアップ!

ピリ辛のキムチ、ねぎ、しょうがが体を温め、代謝をアップ。
歯ごたえのあるヤングコーン入りで、満足感も抜群。

材料（1人分）

油揚げ	1枚	＊酒	小さじ2
白菜キムチ	50g	＊チューブしょうが、にんにく	
ヤングコーン	3本		各小さじ1
えのきだけ	30g	＊塩	少々
青ねぎ	10g	水	200ml
＊鶏ガラスープの素	小さじ1½		

作り方

1

油揚げは細切り、ヤングコーン、えのき
だけは食べやすい大きさにカットする。
※青ねぎは小口切りにしておく。

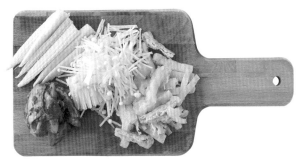

2

耐熱ボウルに青ねぎ以外の具材と
水、調味料＊を入れて軽く混ぜ合わ
せ、ふんわりラップをし、電子レンジ
で4分間加熱する。

3

最後に青ねぎをちらす。

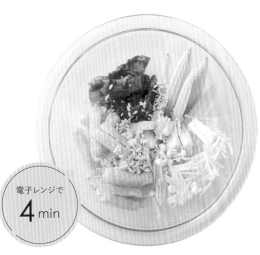

電子レンジで
4 min

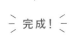
完成！

厚揚げと長芋の
オイスターソーススープ

イノシン酸 鶏ガラスープ ×
グルタミン酸 オイスターソース アスパラガス マッシュルーム でうま味がアップ！

コクのあるオイスターソースは、スープの味を引き締めてくれる立役者。
食物繊維がたくさんとれ、腸のお掃除にも。

食材
メモ

マッシュ
ルーム

・ブラウンマッシュルームのほうが日持ちする
・ホワイトよりもブラウンのほうが香りや風味が強い
・食物繊維が多く、便秘を予防

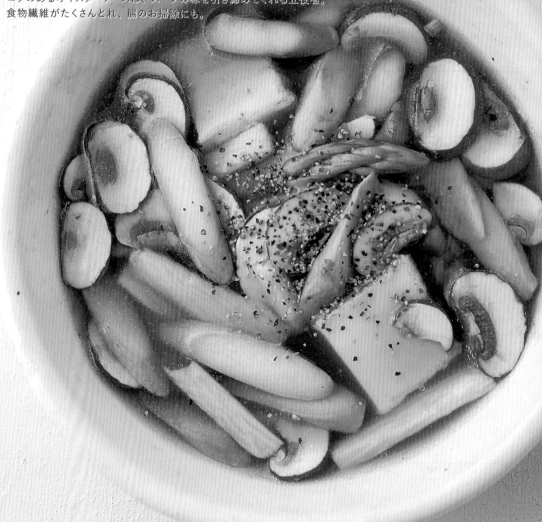

材料（1人分）

厚揚げ	50g
アスパラガス	2本
長芋	40g
マッシュルーム	4個
＊鶏ガラスープの素	小さじ1½
＊オイスターソース	小さじ2
＊チューブしょうが、にんにく	各小さじ1
＊塩、ブラックペッパー	各少々
水	200ml

鶏だし

厚揚げと長芋の
オイスターソーススープ

作り方

厚揚げ、アスパラガスは食べやすい大きさ、長芋は拍子木切り、マッシュルームは薄切りにする。

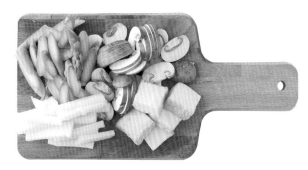

2

耐熱ボウルに具材と水、調味料＊を入れて軽く混ぜ合わせ、ふんわりラップをし、電子レンジで4分間加熱する。

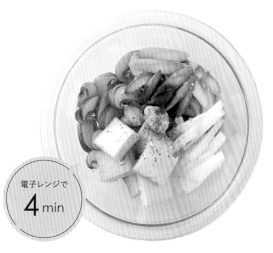

電子レンジで
4min

完成！

鮭と白菜のレモンスープ

イノシン酸 鶏ガラスープ 鮭 ×
グルタミン酸 海苔 青ねぎ ×
グアニル酸 干ししいたけ でうま味がアップ！

レモン、海苔、青ねぎが豊かに香る、滋味深いスープ。
消化を促進する白菜たっぷりだから、胃にも優しい。

食材
メモ

白
菜

・胃腸を整えて消化を促進
・むくみを防ぐカリウムが豊富
・野菜の中でも特に低カロリー

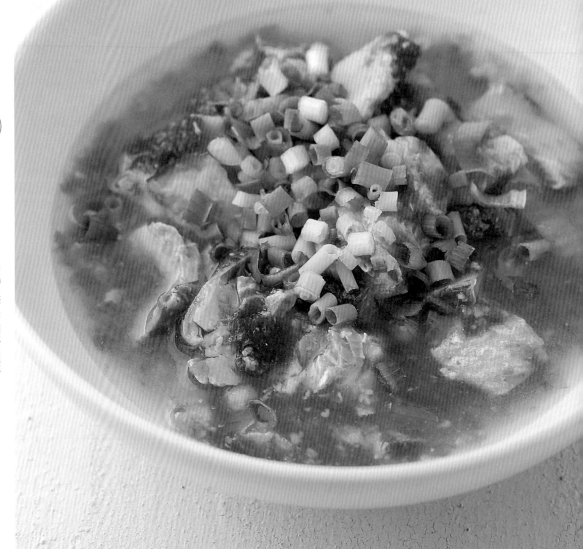

材料（1人分）————

鮭 ································	1切れ	＊塩麹 ······························	大さじ1
干ししいたけ（スライス）········	10g	＊酢 ································	大さじ1
白菜 ······························	40g	＊酒 ································	小さじ2
焼き海苔 ························	1枚	＊チューブしょうが、にんにく	
レモン ······························	1/4個	································	各小さじ1
青ねぎ ······························	10g	＊塩、ブラックペッパー ········	少々
＊鶏ガラスープの素 ····· 小さじ1½		水 ································	200ml

作り方 ————

 1

鮭、干ししいたけは食べやすい大き
さに切り、白菜はせん切り、海苔は
ちぎる。
※青ねぎは小口切りにしておく。

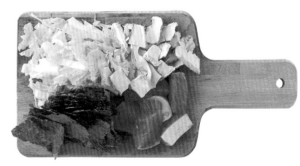

2

耐熱ボウルに青ねぎとレモン以外の
具材と水、調味料＊を入れて軽く混
ぜ合わせ、海苔を入れ、ふんわり
ラップをし、電子レンジで5分間加
熱する。

3

最後にレモンを搾り、青ねぎをちらす。

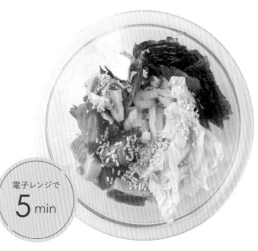

電子レンジで
5min

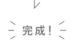 完成！

しらすと小松菜の
黒酢スープ

イノシン酸 鶏ガラスープ しらす ×
グルタミン酸 長ねぎ ×
グアニル酸 えのきだけ でうま味がアップ！

黒酢のまろやかな酸味が効いたスープ。黒酢は代謝アップを
サポートするので、ダイエット中におすすめ。

食材
メモ

長ねぎ

・血行を促進し、体を温める硫化アリルが豊富
・白い部分に含まれるねぎオールには殺菌作用が
・青い部分には皮膚や髪を健康に保つβ-カロテンが多い

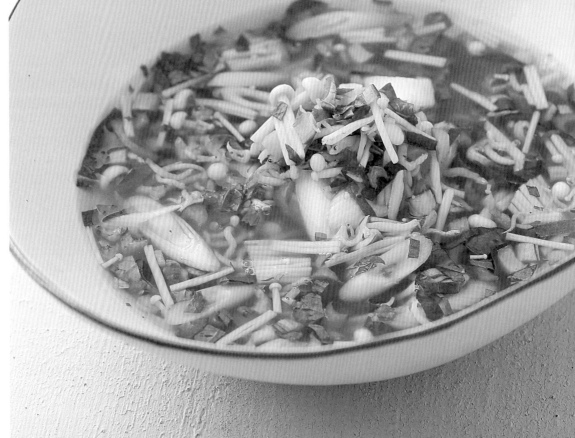

材料（1人分）

しらす ………………………… 50g	＊酒 ……………………… 小さじ2
小松菜 ………………………… 40g	＊チューブしょうが、にんにく
長ねぎ ………………………… 30g	………………………… 各小さじ1
えのきだけ …………………… 30g	＊塩、ブラックペッパー … 各少々
＊鶏ガラスープの素 …… 小さじ1½	水 …………………………… 200ml
＊黒酢 ………………………… 大さじ1	

作り方

1

小松菜はみじん切り、長ねぎは斜め薄切り、えのきだけは石づきを取り、2㎝長さに切る。

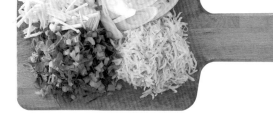

2

耐熱ボウルに具材と水、調味料＊を入れて軽く混ぜ合わせ、ふんわりラップをし、電子レンジで4分間加熱する。

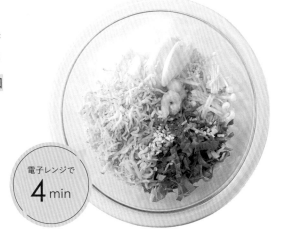

電子レンジで
4 min

⟩ 完成！ ⟨

しらすときのこのポン酢スープ

イノシン酸 （鶏ガラスープ）（しらす）×
グルタミン酸 （しめじ）（マッシュルーム）でうま味がアップ！

たっぷりのうま味成分に、ポン酢を加えることで、さわやかな
仕上がりに。カリウム豊富ないんげんで、むくみ解消効果も。

（食材メモ）

いんげん

・必須アミノ酸9種類がすべて含まれる
・ビタミンB群やβ－カロテンが豊富
・カリウムがたっぷりでむくみを予防

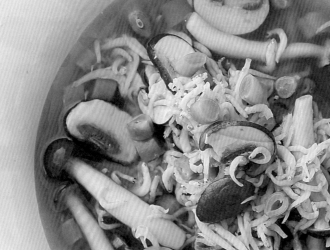

材料（1人分）━━━━━━━━━━━━━━━

しらす ……………………… 50g	＊酒 ……………………… 小さじ2
しめじ ……………………… 40g	＊塩 ……………………………… 少々
マッシュルーム …………… 3個	＊チューブしょうが、にんにく
いんげん …………………… 5本	……………………… 各小さじ1
＊鶏ガラスープの素 …… 小さじ1½	水 …………………………… 200ml
＊ポン酢 ………………… 大さじ1	

作り方 ━━━━━━━━━━━━━━━━━━━

1

しめじは石づきを取り、マッシュ
ルームはスライス、いんげんは1㎝
長さに切る。

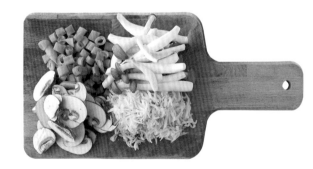

2

耐熱ボウルに具材と水、調味料＊を
入れて軽く混ぜ、ふんわりラップを
し、電子レンジで4分間加熱する。

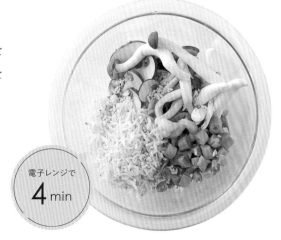

電子レンジで
4min

完成！

ミックスシーフードと
たけのこのスープ

イノシン酸 鶏ガラスープ ミックスシーフード ×
グルタミン酸 しめじ ×
グアニル酸 ドライトマト でうま味がアップ！

うま味が凝縮されたドライトマトにより、おいしさがアップ。
歯ごたえのある食材ばかりなので、高い満足感が得られます。

食材
メモ

ドライトマト

・乾燥させることでトマトの栄養素が凝縮されている
・活性酸素を除去するリコピンが豊富
・シミやそばかすの原因であるメラニン色素を抑制

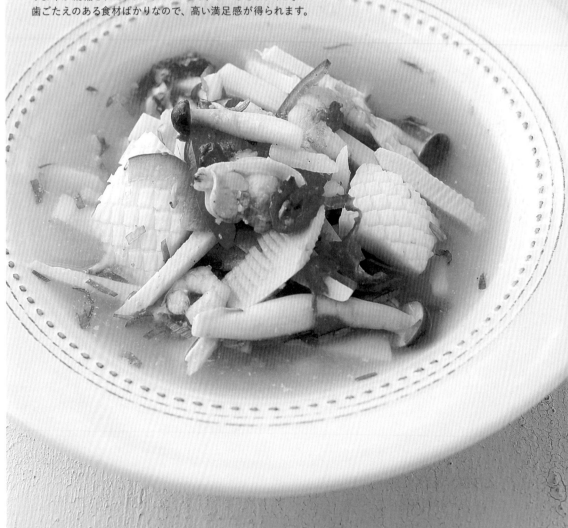

材料（1人分）

ミックスシーフード（冷凍）…… 70g	＊白すりごま ……………… 大さじ1
たけのこ水煮 …………………… 40g	＊酒 ………………………… 小さじ2
赤パプリカ ………………… 1/4個	＊塩、ブラックペッパー …… 各少々
しめじ ……………………… 30g	＊チューブしょうが、にんにく
ドライトマト ………………… 10g	……………………………… 各小さじ1
にら ………………………… 10g	水 ………………………… 200ml
＊鶏ガラスープの素 …… 小さじ1½	

作り方

ミックスシーフードは解凍し、たけ
のこ、パプリカはせん切り、しめじ
は石づきを取り、ドライトマトはみ
じん切りにする。
※にらはみじん切りにしておく。

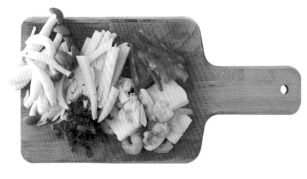

耐熱ボウルににら以外の具材と調味
料＊を入れて軽く混ぜ、ふんわりラップ
をし、電子レンジで5分間加熱する。

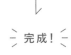

最後ににらをちらす。

完成！

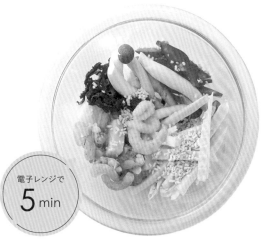

電子レンジで
5min

豆腐とコーンの
クリーミースープ

イノシン酸 （鶏ガラスープ）（干し桜えび）×
グルタミン酸 （コーン）（しめじ）でうま味がアップ！

優しい味わいの食材を組み合わせた、マイルドでクリーミーな
スープ。豆腐と豆乳から大豆イソフラボンも補給できます。

（食材
メモ）

コーン

・食物繊維が豊富で便秘を改善
・カリウムが多く、むくみ改善に効果的
・リノール酸の働きで血液サラサラに

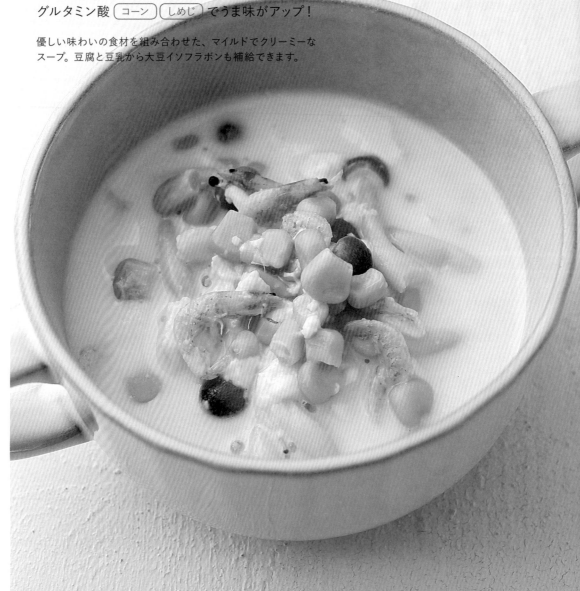

材料（1人分）────────────────

絹ごし豆腐	60g	＊酒	小さじ2
コーン水煮缶	60g	＊塩	少々
しめじ	30g	＊チューブしょうが	小さじ1
干し桜えび	大さじ1	豆乳	150ml
＊鶏ガラスープの素	小さじ1½	水	50ml
＊塩麹	大さじ1		

作り方────────────────

1

しめじは石づきを取る。

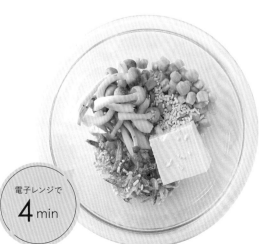

↓

2

耐熱ボウルに具材と豆乳、水、調味料＊を入れて軽く混ぜ合わせ、絹ごし豆腐は潰すようにくずしながら加え、ふんわりラップをし、電子レンジで4分間加熱する。

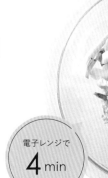

電子レンジで
4min

↓

┊ 完成! ┊

食べ過ぎてしまった日は…

　外食などで食べ過ぎてしまったときは、翌日の朝食を
フルーツだけにするのがおすすめです。なぜなら、
生のフルーツには消化を助けてくれる酵素が多く含まれてい
るからです。体内の酵素には、消化や代謝を助ける働きがあ
りますが、食べ過ぎると多くの酵素が消化に使われ、不足し
てしまいます。これを補うため、生のフルーツなどの酵素が
多い食品をとるとよいのです。肉や脂質の多い食べ物は消化
に時間がかかりますが、フルーツは消化に20分ほどしかか
からず胃に負担をかけません。水分も多いので朝の排便も
促してくれます。僕は、食べ過ぎた日の翌朝に限らず、毎日
の朝食をフルーツと水分のみにしています。また、外食など
で消化に時間がかかるものを食べるときは、生野菜や発酵
食品などの酵素が多いものを一緒にとるのもおすすめです。
たとえば、トンカツならキャベツのせん切りを、焼肉ならサ
ンチュやキムチを一緒に食べるようにすれば、消化がスムーズ
になり、翌日の胃もたれや便秘を防げるのです。ぜひ実践を。

Atsushi's diet soup

PART

4

コンソメだし
の
レンチンスープ

PART4は、イノシン酸が豊富なコンソメを使っ
たレンチンスープを14品。グルタミン酸やグア
ニル酸が多い食材や調味料を組み合わせた、
絶妙なおいしさのスープです。

43 ポークメキシカンスープ

イノシン酸 コンソメスープ 豚肉 ×
グルタミン酸 トマト セロリ でうま味がアップ！

スパイスたっぷりのチリコンカルネ風のスープ。
体を温める効果が高く、体が冷えた日に特におすすめ。

食材
メモ

パプリカ

・血行を促進するビタミンEが豊富
・ビタミンPと、加熱に強いビタミンCで免疫力アップ
・美肌＆美髪によいβ－カロテンも多く含有

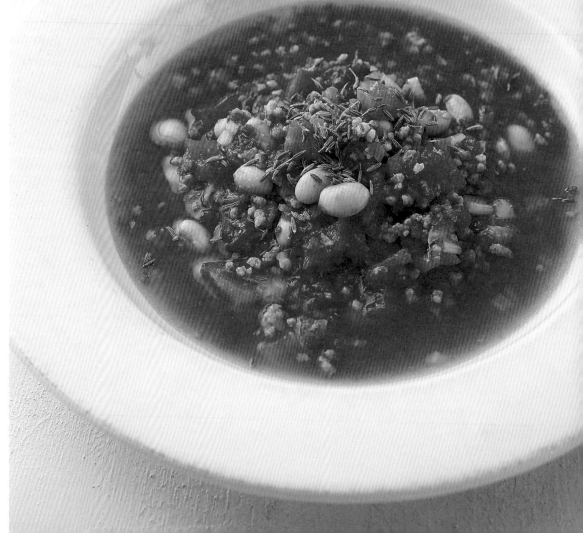

材料（1人分）

豚ひき肉	70g	＊チリパウダー	小さじ1
大豆水煮缶	50g	＊クミンシード	小さじ1
セロリ	40g	＊白ワイン	小さじ2
赤パプリカ	1/3個	＊チューブにんにく	小さじ1
＊顆粒コンソメスープの素		トマト缶	150g
	小さじ1½	水	50ml

作り方

1

セロリはみじん切り、パプリカは1
cm角にカットする。

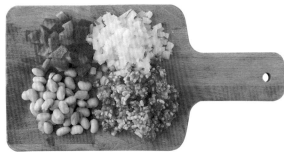

2

耐熱ボウルに具材とトマト缶、水、
調味料＊を入れて軽く混ぜ合わせ、
ふんわりラップをし、電子レンジで
6分間加熱する。

3

最後にお好みでクミンシード（分量
外）をかける。

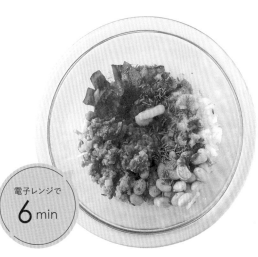

電子レンジで
6 min

完成！

チキンベジタブルスープ

イノシン酸 コンソメスープ 鶏肉 ×
グルタミン酸 玉ねぎ トマト でうま味がアップ！

野菜そのものの味を感じる優しい味のスープ。クミンシードを
トッピングすることでエスニック風味がプラス。

食材
メモ

ズッキーニ

・抗酸化作用の高いβ−カロテンが多く、生活習慣病を予防
・むくみを改善するカリウムも多く含まれる
・低カロリーで低糖質

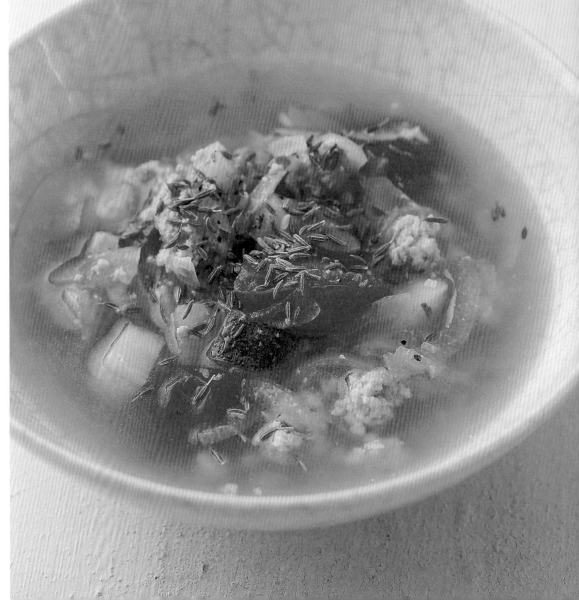

材料（1人分）

鶏ひき肉	70g	＊クミンシード	小さじ1
玉ねぎ	50g	＊白ワイン	小さじ2
ズッキーニ	30g	＊チューブにんにく	小さじ1
ミニトマト	4個	水	200ml
＊顆粒コンソメスープの素			
	小さじ1½		

作り方

1

玉ねぎはスライス、ズッキーニは1cmの角切り、ミニトマトは半分に切る。

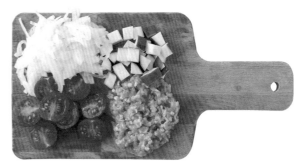

2

耐熱ボウルに具材と水、調味料＊を入れて軽く混ぜ合わせ、ふんわりラップをし、電子レンジで6分間加熱する。

3

最後にお好みでクミンシード（分量外）をかける。

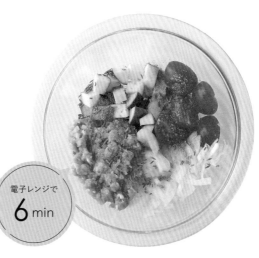

電子レンジで
6 min

完成！

ほたての
サワークリームスープ

イノシン酸 [コンソメスープ] [ほたて] ×
グルタミン酸 [玉ねぎ] [マッシュルーム] でうま味がアップ!

豆乳ベースのクリームスープに、お酢を加えることで、
さわやかな仕上がりに。うま味もたっぷりでやみつきになる味。

（食材
メモ）

豆乳

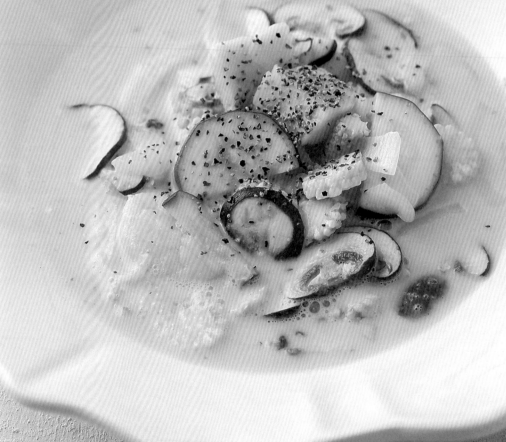

・レシチンが脂肪代謝を促進
・コレステロール値を下げ、血流を改善するサポニンも含有
・美肌をサポートする大豆イソフラボンが豊富

材料（1人分）

ほたて	50g
玉ねぎ	50g
マッシュルーム	3個
ズッキーニ	30g
ヤングコーン	3本
＊顆粒コンソメスープの素	小さじ1½
＊白ワイン	小さじ2
＊酢	大さじ1
＊チューブにんにく	小さじ1
ブラックペッパー	少々
豆乳	150ml
水	50ml

作り方

ほたては食べやすい大きさに切る。玉ねぎはスライス、マッシュルームは薄切り、ズッキーニは縦半分に切ってから薄切りに。ヤングコーンは輪切りにする。

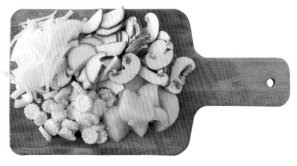

耐熱ボウルに具材と豆乳、水、調味料＊を入れて軽く混ぜ合わせ、ふんわりラップをし、電子レンジで5分間加熱する。

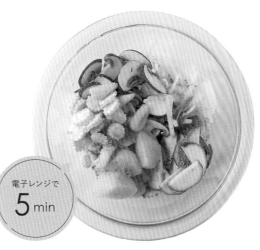

電子レンジで
5 min

3

最後にブラックペッパーをふる。

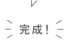

完成！

チキンココナッツスープ

イノシン酸 [コンソメスープ] [鶏肉] ×
グルタミン酸 [ナンプラー] [長ねぎ] [ミニトマト] [アスパラガス] でうま味がアップ!

ナンプラーやココナッツミルクが効いたエスニックな味わい。
ココナッツミルクには、ダイエットをサポートする効果も。

食材
メモ

コ
コ
ナ
ッ
ツ
ミ
ル
ク

・
ダ
イ
エ
ッ
ト
に
役
立
つ
ラ
ウ
リ
ン
酸
を
多
く
含
む

・
マ
グ
ネ
シ
ウ
ム
、
マ
ン
ガ
ン
、
鉄
な
ど
の
ミ
ネ
ラ
ル
が
豊
富

・
利
尿
効
果
の
あ
る
カ
リ
ウ
ム
が
多
く
、
む
く
み
を
予
防

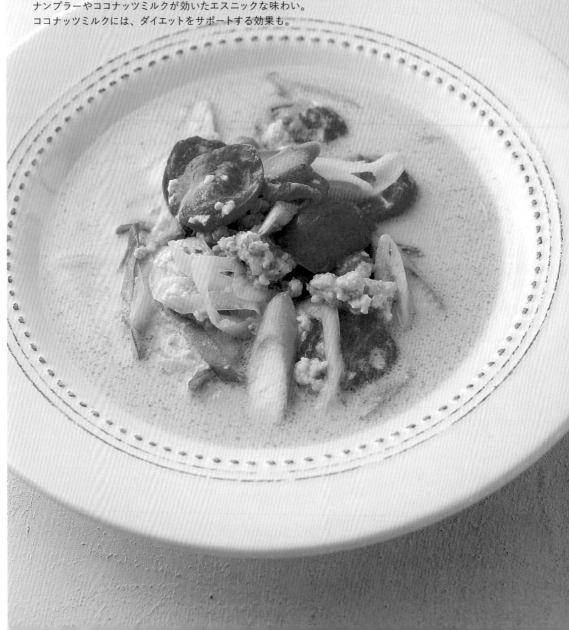

材料（1人分）───────────

鶏ひき肉	70g	＊ナンプラー	小さじ2
長ねぎ	30g	＊白ワイン	小さじ2
ミニトマト	5個	＊チューブにんにく	小さじ1
アスパラガス	2本	ココナッツミルク	150ml
＊顆粒コンソメスープの素		水	50ml
	小さじ1½		

作り方 ────────────────────

1

長ねぎは斜め薄切り、ミニトマトは半分に、アスパラガスは食べやすい大きさに切る。

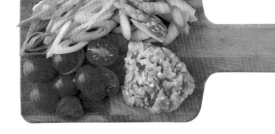

2

耐熱ボウルに具材とココナッツミルク、水、調味料＊を入れて軽く混ぜ合わせ、ふんわりラップをし、電子レンジで6分間加熱する。

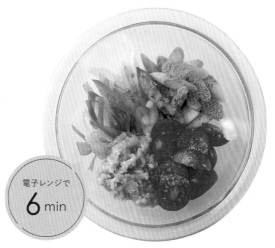

電子レンジで
6min

完成！

えびとキャベツの
アンチョビスープ

イノシン酸 コンソメスープ えび ×
グルタミン酸 アンチョビ 玉ねぎ でうま味がアップ！

濃厚な味のアンチョビがアクセントになり、えびのおいしさがグッとアップ。
キャベツのビタミンUの働きで、消化も促進。

食材
メモ

キャベツ

・胃腸の働きをよくするビタミンU（別名キャベジン）が多い
・抗酸化作用の高いビタミンCも多く含有
・ビタミンKとカルシウムで骨を丈夫に

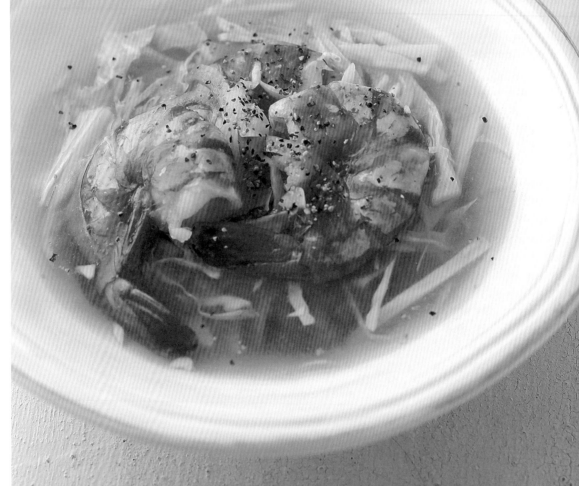

材料（1人分）———————

えび ……………………… 4尾	＊白ワイン ……………… 小さじ2
アンチョビ …………… 2フィレ	＊チューブにんにく ……… 小さじ1
玉ねぎ ………………… 50g	ブラックペッパー ………… 少々
キャベツ ……………… 40g	水 ………………… 200ml
赤とうがらし …………… 1/2本分	
＊顆粒コンソメスープの素	
……………………… 小さじ1½	

作り方 ——————————————————————

1

えびは背わたを取り、玉ねぎはスライス、キャベツは細切りにする。
※赤とうがらしは輪切りにしておく。

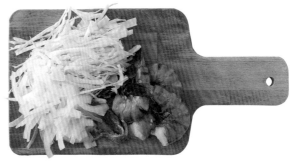

2

耐熱ボウルに具材と水、調味料＊を入れ、アンチョビは潰し、軽く混ぜ合わせ、赤とうがらしを加えてふんわりラップをし、電子レンジで5分間加熱する。

3

最後にブラックペッパーをふる。

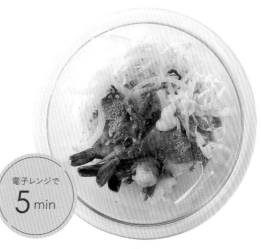

電子レンジで
5min

 完成！

ツナとトマトの
クリーミー豆乳スープ

イノシン酸 [コンソメスープ] [ツナ] ×
グルタミン酸 [トマト] [玉ねぎ] ×
グアニル酸 [えのきだけ] でうま味がアップ!

トマトと豆乳がベースの、ほんのりと酸味を感じるクリーミーなスープ。
パセリをトッピングすることで栄養価がよりアップ。

食材
メモ

パセリ

・ビタミン・ミネラルをバランスよく含む
・鉄分が多く、野菜の中でナンバーワンの含有量
・野菜の中でトップクラスの栄養価の高さ

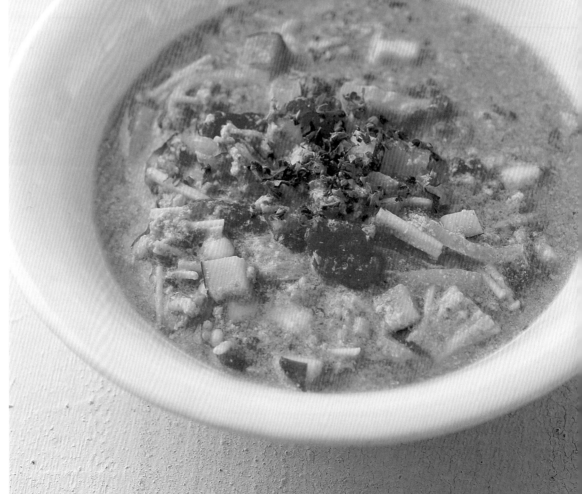

材料（1人分）

ツナ缶（ノンオイル・汁ごと）	＊顆粒コンソメスープの素
……………… 1缶	……………… 小さじ1½
玉ねぎ ……………… 50g	＊白ワイン ……………… 小さじ2
えのきだけ ……………… 30g	＊チューブにんにく ……… 小さじ1
ズッキーニ ……………… 30g	トマト缶 ……………… 100g
パセリ ……………… 適宜	豆乳 ……………… 100ml

作り方

1

玉ねぎはスライス、えのきだけは石
づきを取り2㎝長さくらいに、ズッ
キーニは1㎝角に切る。
※パセリはみじん切りにしておく。

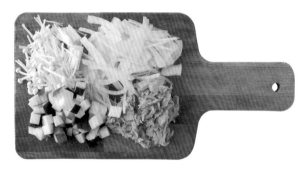

2

耐熱ボウルにパセリ以外の具材と
トマト缶、豆乳、調味料＊を入れ、
軽く混ぜ合わせ、ふんわりラップを
し、電子レンジで4分間加熱する。

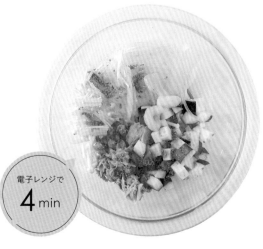

電子レンジで
4 min

3

最後にパセリをちらす。

完成！

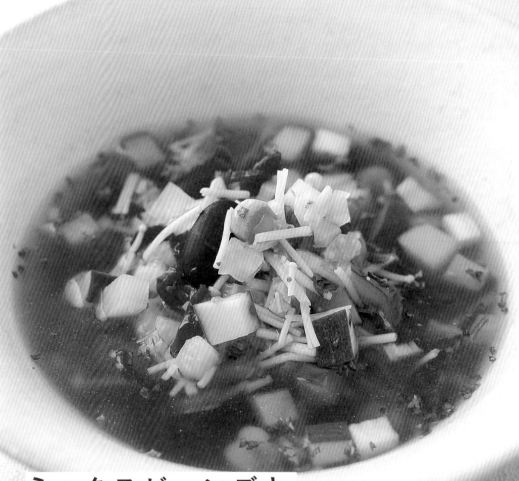

食材
メモ

ミックス
ビーンズ

・赤いんげん豆のアントシアニンでアンチエイジング
・青いんげん豆のビタミンB₁で糖質の代謝をサポート
・ひよこ豆のビタミンB₆が代謝を促進

ミックスビーンズと
ドライトマトのスープ

イノシン酸 ［コンソメスープ］ ×
グルタミン酸 ［ミックスビーンズ］［セロリ］ ×
グアニル酸 ［ドライトマト］［えのきだけ］でうま味がアップ！

いろいろな豆の風味が楽しめるミックスビーンズのスープ。
豆ごとに異なるさまざまな栄養が補えるのも魅力。

材料（1人分）

ミックスビーンズ	50g	＊顆粒コンソメスープの素	
ドライトマト	10g		小さじ1½
セロリ	40g	＊白ワイン	小さじ2
ズッキーニ	30g	＊チューブにんにく	小さじ1
えのきだけ	40g	水	200ml
パセリ	適宜		

作り方

 1

ドライトマト、セロリは粗みじん切り、ズッキーニは1㎝角切り、えのきだけは石づきを取って2㎝くらいに切る。
※パセリはみじん切りにしておく。

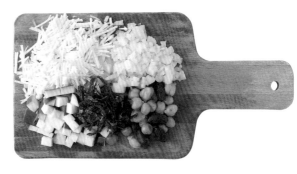

 2

耐熱ボウルにパセリ以外の具材と水、調味料＊を入れて軽く混ぜ合わせ、ふんわりラップをし、電子レンジで4分間加熱する。

3

最後にパセリをちらす。

完成！

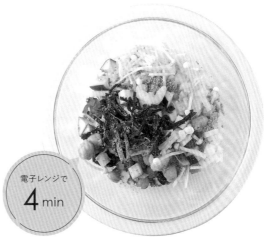

電子レンジで
4 min

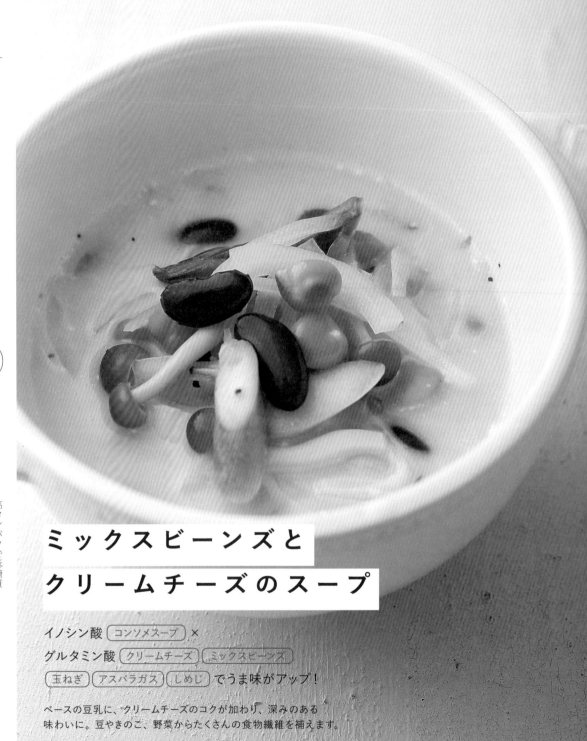

食材
メモ

クリームチーズ

・高タンパクで低糖質
・ビタミンA、B₂、E、Kなどビタミン類が豊富
・カルシウム、マグネシウム、亜鉛などミネラル類も多い

ミックスビーンズと
クリームチーズのスープ

イノシン酸 コンソメスープ ×
グルタミン酸 クリームチーズ ミックスビーンズ
玉ねぎ アスパラガス しめじ でうま味がアップ!

ベースの豆乳に、クリームチーズのコクが加わり、深みのある
味わいに。豆やきのこ、野菜からたくさんの食物繊維を補えます。

材料（1人分）

ミックスビーンズ	50g	＊クリームチーズ	20g
玉ねぎ	50g	＊白ワイン	小さじ2
アスパラガス	2本	＊チューブにんにく	小さじ1
しめじ	30g	ブラックペッパー	少々
＊顆粒コンソメスープの素		豆乳	150ml
	小さじ1½	水	50ml

作り方

1

玉ねぎはスライス、アスパラガスは
斜め薄切り、しめじは石づきを取る。

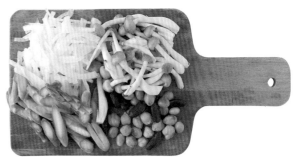

2

耐熱ボウルに具材と豆乳、水、調
味料＊を入れて軽く混ぜ合わせ、ふ
んわりラップをし、電子レンジで4
分間加熱する。

3

最後にブラックペッパーをふる。

電子レンジで
4min

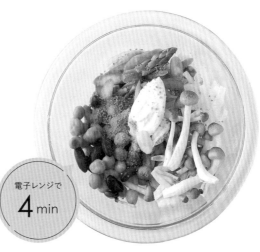

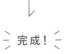
完成！

鮭とマッシュルームの
ココナッツカレースープ

イノシン酸 コンソメスープ 鮭 ×

グルタミン酸 マッシュルーム セロリ アスパラガス でうま味がアップ！

ココナッツミルクをミックスしたエスニック風味のカレースープ。
スパイスもたっぷりで、体が芯からポカポカに。

食材
メモ

セロリ

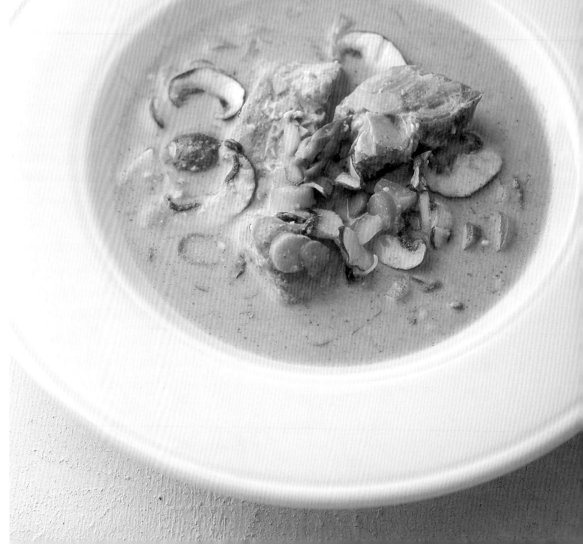

・豊富なカリウムでむくみスッキリ
・独特の香りの成分アピオールはイライラを軽減
・ビタミン・ミネラルをバランスよく含む

材料（1人分）

鮭 ……………………………… 1切れ	＊白ワイン ………………… 小さじ2
マッシュルーム ……………… 5個	＊チューブしょうが、にんにく
セロリ ……………………… 40g	………………………… 各小さじ1
アスパラガス ………………… 2本	＊ブラックペッパー ………… 少々
＊顆粒コンソメスープの素	ココナッツミルク ………… 150ml
………………………… 小さじ1½	水 …………………………… 50ml
＊カレー粉 ……………… 小さじ2	

作り方

1

鮭は食べやすい大きさ、マッシュルームは薄切り、セロリはみじん切り、アスパラガスは輪切りにする。

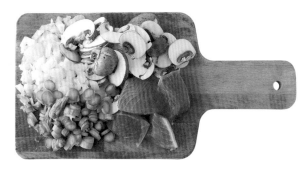

2

耐熱ボウルに具材とココナッツミルク、水、調味料＊を入れて軽く混ぜ合わせ、ふんわりラップをし、電子レンジで5分間加熱する。

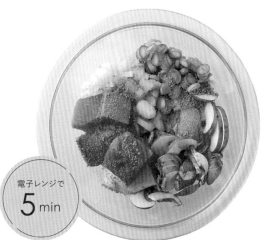

電子レンジで
5 min

⌇ 完成！ ⌇

食材
メモ

オリーブ

・オレイン酸が豊富で悪玉コレステロールを減少
・抗酸化作用のあるポリフェノールで生活習慣病の予防
・若返りビタミンと呼ばれるビタミンEが豊富

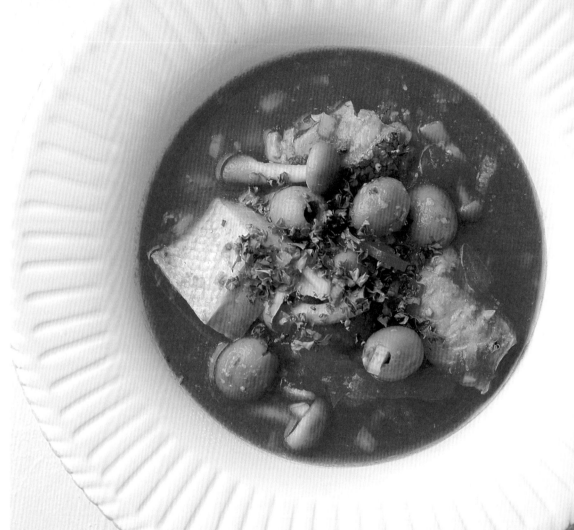

鮭 と ト マ ト の レ モ ン ス ー プ

イノシン酸 [コンソメスープ] [鮭] ×
グルタミン酸 [トマト] [セロリ] [しめじ] でうま味がアップ！

レモンとトマトのさわやかな酸味と鮭がマッチ。アスタキサンチンや
β-カロテン、ビタミンC・Eと、若返り成分がしっかり補えます。

材料（1人分）

鮭	1切れ	＊白ワイン	小さじ2
セロリ	40g	＊チューブにんにく	小さじ1
赤パプリカ	1/3個	＊ブラックペッパー	少々
しめじ	30g	トマト缶	150g
オリーブ	6粒	水	50ml
レモン	1/4個		

＊顆粒コンソメスープの素 ………………… 小さじ1½

作り方

鮭は食べやすい大きさ、セロリはみじん切り、パプリカは薄切り、しめじは石づきを取る。

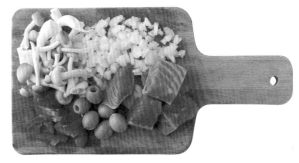

耐熱ボウルにレモン以外の具材とトマト缶、水、調味料＊を入れて軽く混ぜ合わせ、ふんわりラップをし、電子レンジで5分間加熱する。

最後に搾ったレモン汁を加える。

完成！

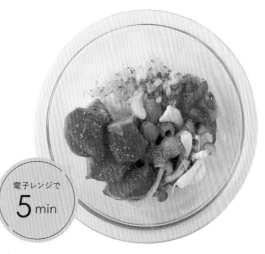

電子レンジで
5min

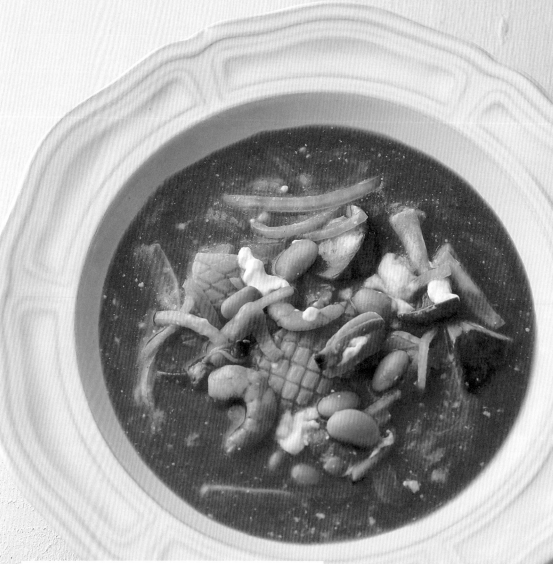

食材
メモ

枝
豆

・大豆と緑黄色野菜の栄養を併せ持つスーパー食材
・疲労回復効果の高いビタミンB₁が豊富
・肝機能を高めるメチオニンが多く、二日酔いにも◎

ミックスシーフードと
枝豆のトマトチーズスープ

イノシン酸 （コンソメスープ）（ミックスシーフード）×

グルタミン酸 （トマト）（玉ねぎ） でうま味がアップ！

トマトジュースとクリームチーズを組み合わせた、まろやかな酸味
のあるスープ。ミックスシーフードは高タンパク低糖質の優秀食品。

材料（1人分）

ミックスシーフード（冷凍） ┈┈ 70g
枝豆（冷凍） ┈┈┈┈┈┈┈ 20さや
玉ねぎ ┈┈┈┈┈┈┈┈┈┈ 50g
エリンギ ┈┈┈┈┈┈┈┈┈ 30g
＊顆粒コンソメスープの素
　 ┈┈┈┈┈┈┈┈┈┈ 小さじ1½

＊白ワイン ┈┈┈┈┈┈┈ 小さじ2
＊クリームチーズ ┈┈┈┈┈ 20g
＊チューブにんにく ┈┈┈ 小さじ1
＊オリーブオイル ┈┈┈┈ 小さじ1
トマトジュース ┈┈┈┈┈ 200ml

作り方

1

玉ねぎはスライス、エリンギは食べ
やすい大きさにカット、枝豆はさや
から出す。

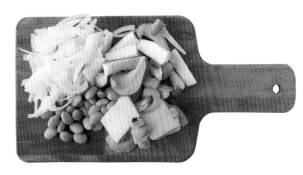

2

耐熱ボウルに具材とトマトジュース、
調味料＊を入れて軽く混ぜ合わせ、
ふんわりラップをし、電子レンジで
5分間加熱する。

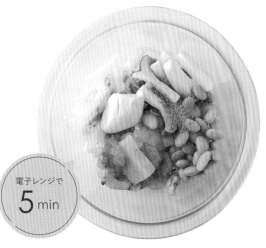

電子レンジで
5min

完成！

しらすとアンチョビの
トマトスープ

イノシン酸 コンソメスープ しらす ×

グルタミン酸 アンチョビ ミニトマト 玉ねぎ でうま味がアップ！

海の香りのしらす＆アンチョビに、トマトの酸味が加わった
さわやかな味わい。エリンギのβ-グルカンで免疫力アップ効果も。

食材
メモ

エリンギ

・腸内環境を整える食物繊維が豊富
・β-グルカンの働きで免疫力をアップ
・代謝をサポートするビタミンB群を多く含む

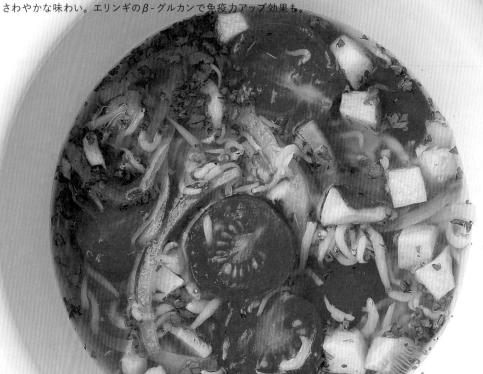

材料（1人分）

しらす	50g	＊顆粒コンソメスープの素	
アンチョビ	2フィレ		小さじ1½
ミニトマト	4個	＊白ワイン	小さじ2
玉ねぎ	50g	＊チューブにんにく	小さじ1
エリンギ	30g	水	200ml
パセリ	適宜		

作り方

ミニトマトは半分に、玉ねぎはスライス、エリンギは食べやすい大きさにみじん切りする。
※パセリはみじん切りにしておく。

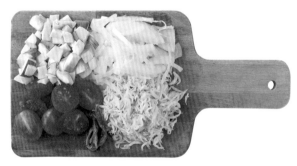

↓

耐熱ボウルにパセリ以外の具材と水、調味料＊を入れ、アンチョビは潰して軽く混ぜ、ふんわりラップをし、電子レンジで4分間加熱する。

↓

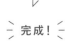

最後にパセリをちらす。

↓

完成！

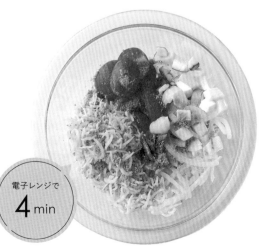

電子レンジで
4 min

卵とキャベツのチーズスープ

イノシン酸 （コンソメスープ）×
グルタミン酸 （パルメザンチーズ）（卵）（セロリ）（しめじ）でうま味がアップ！

卵にパルメザンチーズを加えることで、優しいながらもしっかりと
コクのある仕上がりに。キャベツたっぷりで弱った胃にも◎。

（食材メモ）

パルメザンチーズ

・グルタミン酸の含有量は食材の中でトップクラス
・チーズの中でトップクラスのタンパク質を含有
・カルシウムが多く、骨を丈夫に

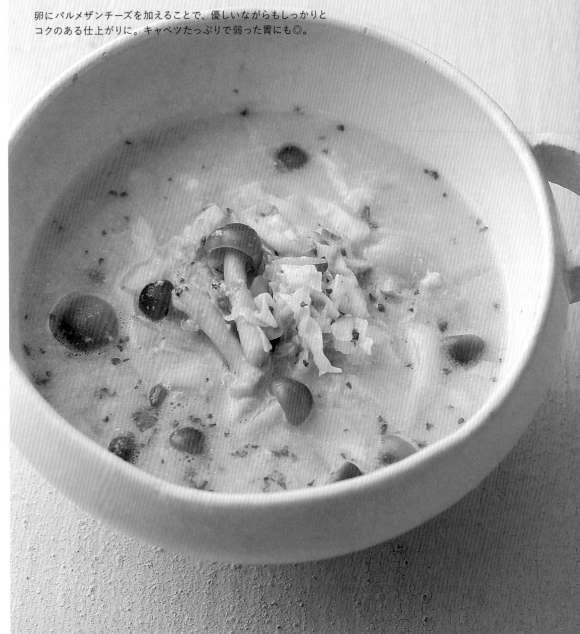

材料（1人分）───────

卵	1個	＊白ワイン	小さじ2
キャベツ	40g	＊酒	小さじ2
しめじ	30g	＊パルメザンチーズ	大さじ1
セロリ	40g	＊チューブにんにく	小さじ1
パセリ	適宜	水	200ml
＊顆粒コンソメスープの素			
	小さじ1½		

作り方───────

1

卵は溶きほぐす。キャベツは細切
り、しめじは石づきを取り、セロリ、
パセリはみじん切りにする。

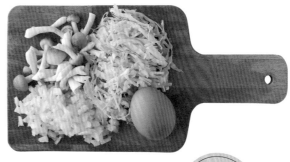

↓

2

耐熱ボウルに溶き卵とパセリ以外の
具材と水、調味料＊を入れて軽く混
ぜ合わせ、ふんわりラップをし、電
子レンジで3分間加熱する。

↓

一旦取り出し、溶き卵をゆっくりと加えて、
さらに3分間電子レンジで加熱する。

↓

3

最後にパセリをちらす。

↓

完成！

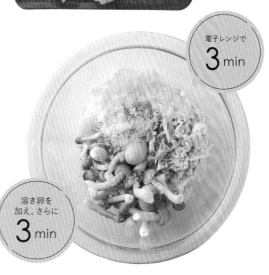

電子レンジで
3min

溶き卵を
加え、さらに
3min

56 あさりと小松菜のスープ

イノシン酸 （コンソメスープ） ×
グルタミン酸 （あさり）（ミニトマト）（セロリ） でうま味がアップ！

あさり缶を汁ごと使ったうま味たっぷりのスープ。あさりは、
不足しがちな鉄分や亜鉛を補えるので、缶詰を常備しておくと便利。

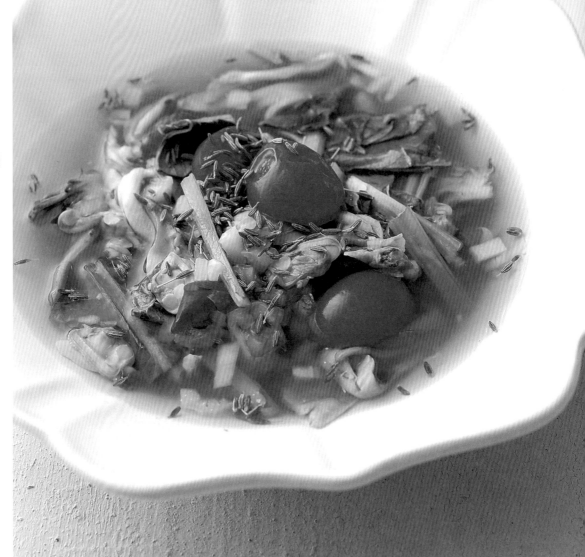

（食材メモ）

あさり

・疲労回復に役立つタウリンが多い
・豊富な鉄分で貧血を予防
・亜鉛を多く含み、美肌＆美髪に

材料（1人分）

あさり缶（汁ごと）……………… 80g	＊白ワイン ………………… 小さじ2
小松菜 ……………………… 40g	＊クミンシード ………………… 小さじ1
まいたけ …………………… 30g	＊チューブしょうが、にんにく
セロリ ……………………… 30g	………………………… 各小さじ1
ミニトマト ………………… 4個	水 ………………………… 200ml
＊顆粒コンソメスープの素	
………………………… 小さじ1½	

作り方

1

小松菜、まいたけは食べやすい大き
さ、セロリはみじん切り、ミニトマト
は半分に切る。

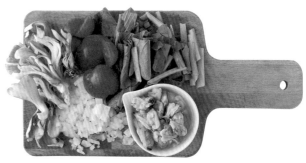

↓

2

耐熱ボウルに具材と水、調味料＊
を入れて軽く混ぜ合わせ、ふんわり
ラップをし、電子レンジで5分間加
熱する。

↓

3

最後にお好みでクミンシード（分量
外）をふりかける。

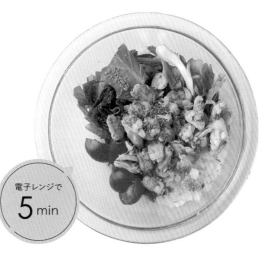

電子レンジで
5min

↓

完成！

> 忙しい日は**マグカップ**でそのままチーン！ <

Atsushi's mug soup

カップに具材と調味料を入れて、レンジでチンするだけで
OKなのがマグカップスープ。忙しい日に素早く作れる強い味方！

※材料はすべてマグカップ1杯分です。

もずく酢とツナのスープ

[材料]

もずく酢（汁ごと）	1パック（80g）
ツナ缶（ノンオイル・汁ごと）	1缶
青ねぎのみじん切り	10g
鶏ガラスープの素	小さじ1½
白すりごま	小さじ2
水	150ml

[作り方]

1 マグカップに材料を入れ、軽く混ぜ合わせ、ふんわりとラップをして、電子レンジで3分間加熱する。

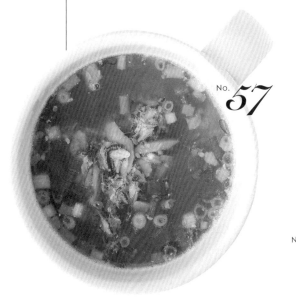

No. 57

ちくわと大豆の豆乳スープ

[材料]

ちくわ	1本
大豆水煮缶	40g
いんげん	3本
鶏ガラスープの素	小さじ1½
豆乳	150ml

[作り方]

1 ちくわは輪切り、いんげんは1cm長さに切る。

2 マグカップに材料を入れ、軽く混ぜ合わせ、ふんわりとラップをして、電子レンジで3分間加熱する。

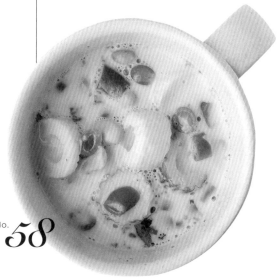

No. 58

No. *59*

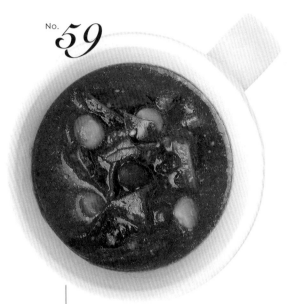

No. *60*

チーズトマトビーンズスープ

[材料]

ミックスビーンズ …………………… 50g
ほうれん草 …………………………… 30g
パルメザンチーズ ……………… 小さじ2
エクストラバージンオリーブオイル
……………………………………… 少々
顆粒コンソメの素 ………… 小さじ1½
トマトジュース ………………… 150ml

[作り方]

1 ほうれん草は食べやすい大きさ
  に切る。

2 マグカップにオリーブオイル以
  外の材料を入れ、軽く混ぜ合
  わせ、ふんわりとラップをして、
  電子レンジで3分間加熱する。

3 最後にエクストラバージンオリ
  ーブオイルを加える。

鮭とトマトのイタリアンスープ

[材料]

鮭フレーク …………………………… 30g
しめじ ………………………………… 30g
オリーブ ……………………………… 5粒
顆粒コンソメの素 ……………… 小さじ1
アンチョビ ……………………… 2フィレ
チューブにんにく …………………… 少々
トマトジュース ………………… 150ml

[作り方]

1 マグカップに材料を入れ、軽く
  混ぜ合わせ、ふんわりとラップ
  をして、電子レンジで3分間加
  熱する。

あさりと2種のトマトのスープ

[材料]

あさり缶 ……………………… 30g（汁ごと）

ドライトマト ……………………………… 10g

ミニトマト ………………………………… 3個

ズッキーニ ……………………………… 30g

顆粒コンソメの素 ……………… 小さじ1½

エクストラバージンオリーブオイル

……………………………………………… 少々

水 …………………………………… 150ml

[作り方]

1　ドライトマトはみじん切り、ミニトマトは半分に、ズッキーニは1cmの角切りにする。

2　マグカップにオリーブオイル以外の材料を入れ、軽く混ぜ合わせ、ふんわりとラップをして、電子レンジで3分間加熱する。

3　エクストラバージンオリーブオイルを加える。

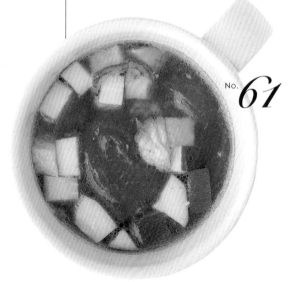

NO. *61*

あさりと海藻のスープ

[材料]

あさり缶 ……………………… 50g（汁ごと）

乾燥わかめ ………………………………… 2g

刻み青ねぎ（冷凍） ……………………… 5g

焼き海苔 …………………………………… 1枚

顆粒鶏ガラスープの素 ……… 小さじ1½

ごま油 ……………………………………… 少々

水 …………………………………… 150ml

[作り方]

1　マグカップにごま油以外の材料を入れ、軽く混ぜ合わせ、海苔はちぎって入れ、ふんわりとラップをして、電子レンジで3分間加熱する。

2　最後にごま油をたらす。

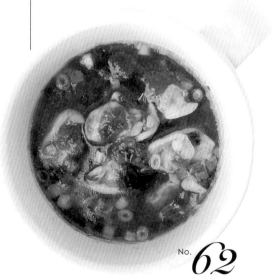

NO. *62*

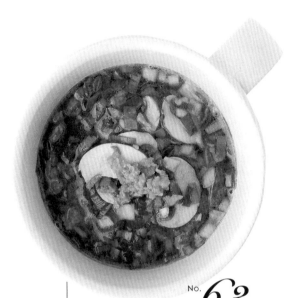

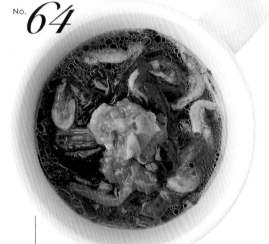

NO. *63*

NO. *64*

鮭とマッシュルームのスープ

干し桜えびと梅のスープ

[材料]

鮭フレーク ……………………… 30g

マッシュルーム ………………… 3個

にら ………………………………… 5g

顆粒こんぶだしの素 ……… 小さじ1½

ごま油 …………………………… 少々

水 ……………………………… 150ml

[作り方]

1 マッシュルームはスライス、にらはみじん切りにする。

2 マグカップににら、ごま油以外の材料を入れ、軽く混ぜ合わせ、ふんわりとラップをして、電子レンジで3分間加熱する。

3 最後ににらをちらし、ごま油をたらす。

[材料]

干し桜えび ……………………… 大さじ1

ほうれん草 ……………………… 20g

梅干し …………………………… 1個

乾燥わかめ ……………………… 2g

顆粒かつおだしの素 ……… 小さじ1

しょうゆ ………………………… 小さじ1

ごま油 …………………………… 少々

水 ……………………………… 150ml

[作り方]

1 ほうれん草は食べやすい大きさにカットして、梅干しは種を取ってたたく。

2 マグカップにごま油以外の材料を入れ、軽く混ぜ合わせ、ふんわりとラップをして、電子レンジで3分間加熱する。

3 最後にごま油をたらす。

ツナとアスパラガスのカレー豆乳スープ

[材料]

ツナ缶（ノンオイル・汁ごと）……1缶
アスパラガス ……………………… 2本
たけのこ水煮 ……………………… 20g
顆粒こんぶだしの素 ……… 小さじ½
しょうゆ …………………… 小さじ1
カレー粉 …………………… 小さじ1
豆乳 ………………………… 150ml

[作り方]

1　アスパラガスは輪切り、たけの
　こは食べやすい大きさに切る。

2　マグカップに材料を入れ、軽く
　混ぜ合わせ、ふんわりとラップ
　をして、電子レンジで3分間加
　熱する。

大豆と塩昆布のスープ

[材料]

大豆水煮缶 ………………………… 40g
塩昆布 ……………………………… 5g
三つ葉 ……………………………… 少々
顆粒かつおだしの素 ……… 小さじ1
ポン酢 ……………………… 小さじ2
白すりごま ………………… 小さじ2
水 …………………………… 150ml

[作り方]

1　マグカップに三つ葉以外の材料
　を入れ、軽く混ぜ合わせ、ふん
　わりとラップをして、電子レン
　ジで3分間加熱する。

2　最後に三つ葉をちぎって加え
　る。

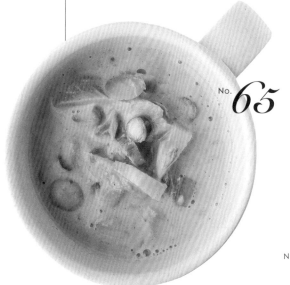

No. *65*

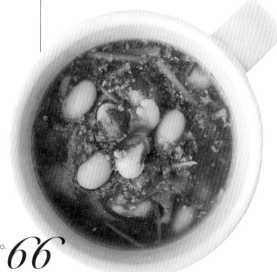

No. *66*

きのこ類

Epilogue

2017年12月に『＃モデルがこっそり飲んでいる3日で2kgやせる魔法の
スープ』を出版して以来、たくさんの方に手に取っていただけたおかげで、
2年ちょっとの間に宝島社さんより5冊の本をハイペースで出版させてい
ただくことが出来ました。ご購入いただいたすべての皆さま、本当にあり
がとうございます。

スープ作りの際、まず具材を炒めることでコクが出ますが、今回はレンチ
ンスープなので、炒めなくても、しっかりとうま味とコクが出るように、今
まで以上にイノシン酸、グルタミン酸、グアニル酸という3大うま味成分
のかけ合わせにこだわりました。食材や調味料も、それぞれのうま味成
分の含有量が高いものを中心にセレクトしています。
手前味噌ですが、本当に驚くほど簡単においしいスープが出来るので、お
料理が苦手だったり、忙しくて時間がなかったり、そんな方たちにもぜひ
活用していただければ嬉しいなと思っています。
タンパク質たっぷりなスープは、内側から輝きに満ちた、ツヤのある美し
い肌を作ってくれます。キレイを磨くと、確実にココロが充実し、毎日鏡
を見るのが楽しみになります！

20代の頃、いや高校生の頃から万年ダイエッターだったので、今まであり
とあらゆるダイエットを試してきました。巷で流行ったダイエットはほぼす
べてに手を出してきたかなぁ（笑）。
ガマンして、短期間でやせて効果のあったものもありましたが、その後緩
やかに元通り……というのがお決まりのコース。あっという間に40代に
なって、もうガマンしたくない！ という思いから、やっとたどり着いた具

だくさんで高タンパクで低糖質、食物繊維が豊富なダイエットスープでのダイエット。一昨年、人生初となる6kgのダイエットに成功し、いまだにリバウンドはしていません。高タンパク質なスープは腹持ちがよく満足感があり、筋肉量を減らさずに代謝をアップ、低糖質なので食後の血糖値の上昇を緩やかに、たっぷりの食物繊維は腸内環境を整え便秘の改善に。簡単に出来るのに、ダイエット成功の王道を網羅しているわけですね。

不健康な食生活の上には、美は絶対に宿りません。食事は、賢く食べれば食べた分、自分に確実に返ってくる自己投資です。ダイエットはもちろん、お弁当、小腹が空いたとき、トレーニング後のタンパク質補給、暴飲暴食してしまった翌日の調整など、さまざまなシチュエーションで、レンチンスープをご活用いただけると幸いです。

最後に。
本作りって、決して一人では出来ないチームワークの賜物です。ダイエットレシピ本としては第4弾となる今作ですが、第1弾よりずっと同じメンバーで作っていただいています。いつも素敵なアイディアを企画立案してくださる編集の小寺智子さん、丁寧に美しい写真を撮ってくださるフォトグラファーの矢野宗利さん、シンプルキレイなスタイリングとオーガナイズが素晴らしいフードスタイリストの竹中紘子さん、今回初参加していただいた、多くの女性誌でもお世話になっているライターの和田美穂さん。いつもご尽力いただいている宝島社の皆さま。そして、新しい始まりとなったレシピ本を作るご縁を作っていただいたアンミカさん。
いつも温かくサポートしていただいている所属事務所インセントグループ代表の須賀啓介さん、夏観享子さん。最後に、日々一緒に頑張っていただいている担当マネージャーの平山稀海さん、吉澤秀さん。
心より、たくさんの感謝の気持ちを込めて。

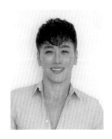

Atsushi
ライフスタイルプロデューサー，野菜ソムリエプロ

ディーゼル、D&G、ヴェルサーチェのPRを経て、フリーランスとして独立。豊かな海外経験を活かし、ファッション業界の第一線で活躍。野菜ソムリエプロ、漢方養生指導士初級の資格を持ち、現在はライフスタイルプロデューサーとして、女性のキレイをつくるヘルシーレシピをさまざまな女性誌や書籍などで多数発表している。テレビ、ラジオ、イベント、雑誌などのメディアでも活躍中。ナチュラルスキンケアブランド「abotanical」をプロデュースしている。
https://abotanical.com
Instagram @atsushi_416
『# モデルがこっそり飲んでいる 3日で2kgやせる魔法のスープ』(宝島社)
『# モデルがこっそり食べている 3日で2kgやせるごちそうサラダ』(宝島社)
『# モデルが撮影前に飲んでいる 魔法の即ヤセ低糖質スープ』(宝島社)
『# モデルがこっそり作っている 魔法の楽やせレンチンスープ』(宝島社)
『やせる！ キレイになる！ ベジたんスープ 50』(小学館)
『美腸、美ボディ、幸せになれる 運命を変える魔法の「美やせ」レンチンスープ』(講談社)
『カラダの内側からサビない、老けない、美しくなれる魔法のエイジングケアレシピ』(KADOKAWA)
など著書多数。

STAFF

撮影	矢野宗利、吉岡真理 (P.13)
ヘアメイク	今関梨華[Linx]
料理アシスタント	竹中紘子、飯塚多美子
デザイン	月足智子
マネージメント	平山稀海、吉澤秀[IDEA]
執筆	和田美穂
編集	小寺智子

モデルがこっそり作っている
魔法の楽やせレンチンスープ

2020年 3 月13日 第 1 刷発行
2023年12月20日 第11刷発行

著者	Atsushi
発行人	蓮見清一
発行所	株式会社 宝島社
	〒102-8388
	東京都千代田区一番町25番地
	編集：03-3239-0928
	営業：03-3234-4621
	https://tkj.jp
印刷・製本	図書印刷株式会社

本書の無断転載・複製を禁じます。
乱丁・落丁本はお取り替えいたします。
©Atsushi 2020 Printed in Japan
ISBN978-4-299-00248-8